# Betreuung zu Hause

## Handbuch für die Personenbetreuung und pflegende Angehörige

**MIT BEITRÄGEN VON:**

**Peter Fleissner**
DGKP, Lehrberechtigter für Krankenpflegeberufe,
Pflegedienstleiter im Reha-Zentrum Großgmain

**Sandra Fugger**
Dipl. Sozialfachbetreuerin mit Schwerpunkt Altenpflege,
Gebietsbetreuung Pflegedienst ISL

**Ingrid Kendlbacher**
Ausgebildete Gedächtnistrainerin des ÖBV-GT

**Siegfried Klammsteiner**
Lebens- und Familienberater, Geschäftsführung Pflegedienst ISL

**Petra Klocker**
Heimhilfe, Assistenz-Gebietsbetreuung Pflegedienst ISL

**Boris Sidorenko**
DGKP, Diabetesberatung, Gebietsbetreuung Pflegedienst ISL

**Johann Wolf**
DGKP, Gebietsbetreuung Pflegedienst ISL

**HERAUSGEGEBEN VON:**

**Pflegedienst ISL gemeinnützige GmbH**

Erschienen im Journal Verlag

## Inhaltsverzeichnis

## Inhaltsverzeichnis

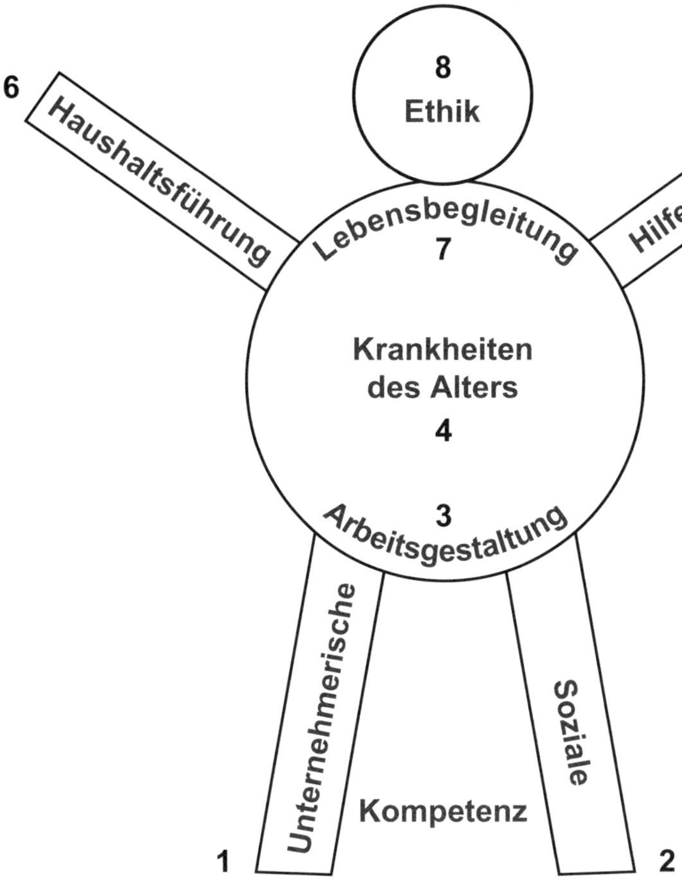


| Die Betreuungsperson ... | |
|---|---|
| ... steht auf festen Beinen, ist unternehmerisch und sozial kompetent | Kapitel 1 und 2 |
| ... gestaltet ihren Alltag ergonomisch | Kapitel 3 |
| ... kennt die wichtigsten (Alters-)Krankheiten | Kapitel 4 |
| ... setzt ihre helfenden Hände rund um die Uhr ein | Kapitel 5 und 6 |
| ... begleitet mit Herz und Verstand | Kapitel 7 |
| ... orientiert sich am Wohl und an der Würde der betreuten Personen | Kapitel 8 |

# Vorwort

Pflegende Angehörige, die Hauskrankenpflege und die 24-Stunden-Betreuung ermöglichen es vielen Menschen, den Lebensabend trotz Hilfsbedürftigkeit zu Hause verbringen zu können.

Diese Tätigkeit umfasst ein breites Spektrum. Es beginnt mit einfacher Hilfestellung im Haushalt und endet mit der Sterbebegleitung.

Nicht alle PersonenbetreuerInnen, die in der 24-Stunden-Betreuung arbeiten, haben eine einschlägige Ausbildung für diese Arbeit. Die Anzahl von KrankenpflegerInnen, die sich für die Personenbetreuung melden, geht zurück. Manche BetreuerInnen haben im Heimatland einen Kurs besucht, andere haben Erfahrungen im privaten Bereich gesammelt. Aber es melden sich auch immer wieder Kräfte, die kaum Vorkenntnisse haben und für die Pflege und Betreuung in ihrer bisherigen beruflichen Laufbahn noch keine große Rolle gespielt haben.

Das trifft in der Regel auch für pflegende Angehörige zu. Zudem tritt ein Betreuungsfall oft plötzlich auf, und Angehörige, meistens Frauen, werden von heute auf morgen zu PflegerInnen.

Eine große Herausforderung war es für uns, den Bogen zwischen den Anforderungen in der Praxis und dem Niveau der Vorkenntnisse, welche die BetreuerInnen im Durchschnitt mitbringen, zu spannen.

Das Buch richtet sich zudem an alle, die sich mit der Frage der Qualitätssicherung in der 24-Stunden-Betreuung beschäftigen. Es kann einen wertvollen Beitrag leisten, um einheitliche Standards in der Personenbetreuung zu finden und zu definieren.

Ein besonderer Dank gilt zum einen all den AutorInnen, die durch ihre Beiträge das vorliegende Werk erst möglich gemacht haben, zum anderen allen Mitwirkenden im ISL-Team, die mit ihren Anregungen, Rückmeldungen und Hilfestellungen bei der Umsetzung dieses Vorhabens einen wichtigen Beitrag geleistet haben.

Gewidmet ist das Buch allen pflegenden Angehörigen und den PersonenbetreuerInnen. Es soll auch die Anerkennung und Wertschätzung für die wertvolle Arbeit zum Ausdruck bringen, die sie tagtäglich leisten!

# Einleitung

Die Betreuungstätigkeiten, wie sie im Hausbetreuungsgesetz definiert sind, dürfen die PersonenbetreuerInnen eigenverantwortlich durchführen; Pflege jedoch nur, wenn eine Ärztin, ein Arzt oder eine Pflegefachkraft ihnen diese überträgt.

Dieses Handbuch bezieht sich nur auf den eigenverantwortlichen Tätigkeitsbereich mit den Schwerpunkten Haushaltsführung, Hilfestellung und Unterstützung im Alltag.

Auch wenn sie eigenverantwortlich nur Betreuungstätigkeiten durchführen dürfen, der Grund, warum sie zum Einsatz kommen, ist fast immer, dass Menschen auf Grund einer Krankheit Hilfe brauchen. Daher haben wir auch die einzelnen Krankheitsbilder in das Buch aufgenommen, vor allem auch, um die Risikofaktoren zu nennen und um darauf hinzuweisen, welche Beobachtungen an eine Fachkraft zu melden sind.

Ausgangspunkt für unser Handbuch war das Skriptum „Personenbetreuung", das von der Arbeitsgemeinschaft Freie Wohlfahrt (Caritas, Diakonie, Hilfswerk, Rotes Kreuz und Volkshilfe) im Jahr 2008 im Auftrag des Sozialministeriums ausgearbeitet wurde.

Wir haben es um zwei weitere Themen (Personenbetreuung als Lebensbegleitung und Ethik in der Personenbetreuung) erweitert, aber auch die bereits im Skriptum „Personenbetreuung" behandelten Themen auf Basis inzwischen gemachter Erfahrungen aktualisiert und ergänzt.

Es ist unser Ziel, das Mindestmaß an fachlichen, sozialen und ethischen Kompetenzen in der Betreuung aufzuzeigen, um im Berufsalltag nicht überfordert zu sein.

# 1. Unternehmerische Kompetenz

Beitrag von Johann Wolf
und Siegfried Klammsteiner

# 1. Unternehmerische Kompetenz

Mit der gesetzlichen Regelung für die 24-Stunden-Betreuung ist ein wichtiger Schritt erfolgt, um vielen Menschen ihren Traum vom Altwerden in den eigenen vier Wänden zu ermöglichen.
Damit wurde ein neues Berufsbild, der Personenbetreuer/ die Personenbetreuerin, geschaffen.

Vorgesehen war, dass die Personenbetreuung sowohl in einem Angestelltenverhältnis, als auch auf der Basis eines freien Gewerbes (Selbstständigkeit – das heißt Gewerbetreibende, die das Gewerbe der Personenbetreuung ausüben) durchgeführt werden kann.

Durchgesetzt hat sich die Selbstständigkeit, was zusätzlich zu den Betreuungskompetenzen auch unternehmerisches Wissen erfordert.

## 1.1. Gesetzliche Rahmenbedingungen der Personenbetreuung

### 1.1.1. Hausbetreuungsgesetz und Gewerbeordnung

Die wichtigsten gesetzlichen Regelungen für die Personenbetreuung sind durch das Hausbetreuungsgesetz und die Gewerbeordnung geregelt.
Das betrifft den Tätigkeitsbereich (was eine Personenbetreuung tun darf), die behördlichen Verpflichtungen und die Maßnahmen zur Qualitätssicherung, woraus sich die Pflichten und die Rechte in der Ausübung der Personenbetreuung ergeben.

### 1.1.2. Gesundheits- und Krankenpflegegesetz und das Ärztegesetz

In der Personenbetreuung unterscheidet man zum einen die eigenverantwortlichen Betreuungstätigkeiten (siehe Absatz 1.3.1.) und zum anderen pflegerische Tätigkeiten, die einer Delegierung durch eine Pflegefachkraft oder durch einen Arzt/ eine Ärztin bedürfen (siehe Absatz 1.3.2.).
Diese Möglichkeit der Delegierung, bezogen auf die Personenbetreuung, ist im Gesundheits- und Krankenpflegegesetz und im Ärztegesetz geregelt.

## 1.2. Die Pflichten selbstständiger PersonenbetreuerInnen

Wie alle Bürger eines Staates, haben auch PersonenbetreuerInnen bestimmte Pflichten zu erfüllen, die mit ihrem Status als selbstständige Gewerbetreibende zusammenhängen. Es sind im Wesentlichen Pflichten gegenüber Behörden (Gewerbeamt, Meldeamt, Sozialversicherung, Finanzamt, WKO) und gegenüber der betreuten Person.

### 1.2.1. Anmeldung des Gewerbes

Um in Österreich selbstständig in der Personenbetreuung arbeiten zu können, ist die Anmeldung des entsprechenden Gewerbes bei der Wirtschaftskammer oder dem Gewerbeamt erforderlich.
**Dafür sind folgende Unterlagen mitzubringen:**

- Reisedokument
- Meldebestätigung

- Geburtsurkunde
- Heiratsurkunde
- Polizeiliches Führungszeugnis (Strafregisterbescheinigung) des Herkunftslandes, im Original, nicht älter als drei Monate. Dieses (nur dieses Dokument, die anderen nicht) muss ins Deutsche übersetzt sein.

Die Verlegung des Standortes ist in weiterer Folge (wenn sich der Einsatzort ändert) bei der Gewerbebehörde, in deren Zuständigkeitsbereich der neue Standort fällt, anzuzeigen.

Die Ruhendmeldung und Wiederaufnahme des Gewerbes sind der zuständigen Wirtschaftskammer zu melden.

### 1.2.2. Meldepflicht – Wohnsitz

Innerhalb von drei Tagen ist an dem Ort, wo der Einsatz durchgeführt wird, bei der zuständigen Meldebehörde (Rathaus, Magistrat, Gemeindeamt) die Meldung der Wohnsitzaufnahme durchzuführen. Das Formular (Meldezettel) muss auch vom Unterkunftsgeber/von der Unterkunftsgeberin unterschrieben sein.

### 1.2.3. Anmeldung bei der Sozialversicherung und Beitragspflicht

Durch die Anmeldung des Gewerbes wird die Sozialversicherungsanstalt der Gewerblichen Wirtschaft (SVA) informiert. Damit beginnt die Pflichtversicherung und somit die verpflichtende Beitragszahlung.
Nach der Anmeldung bei der SVA kann das Formular E 106 beantragt werden, um damit auch im Heimatland die Versicherungsleistungen der SVA in Anspruch nehmen zu können.

### 1.2.4. Anmeldung beim Finanzamt und steuerliche Abgabenpflicht

Der Beginn einer selbstständigen Tätigkeit ist bei jenem Finanzamt zu melden, in dessen Zuständigkeitsbereich der Wohnsitz errichtet wurde.
Übersteigt in einem Kalenderjahr der Gewinn (Einnahmen minus Ausgaben) den steuerfreien Betrag (11.000,00 Euro/Stand 2018) ist jeder Unternehmer, so auch selbstständige PersonenbetreuerInnen verpflichtet, eine Steuererklärung abzugeben und die anfallende Steuer zu bezahlen.

### 1.2.5. Mitgliedschaft bei der Wirtschaftskammer

Wer in Österreich ein Gewerbe als PersonenbetreuerIn anmeldet, wird automatisch ein Mitglied der Wirtschaftskammer (WKO). Die Mitgliedschaft bei der Wirtschaftskammer ist verpflichtend und kostenpflichtig. Der entsprechende Beitrag wird jährlich eingehoben. Er ist in den einzelnen Bundesländern unterschiedlich hoch.

### 1.2.6. Vertragsgestaltung

**Werkvertrag:** PersonenbetreuerInnen sind verpflichtet, mit der betreuten Person (oder mit einem/einer der Familienangehörigen oder mit dem Sachwalter/der Sachwalterin, sofern eine Sachwalterschaft besteht) einen Werkvertrag abzuschließen.

**Er hat mindestens folgende Inhalte zu umfassen:**

- Name und Anschrift der Vertragspartner
- Beginn und Dauer des Werkvertrages
- Leistungsinhalte
- Handlungsleitlinien
- Regelung über Vertretung

- Fälligkeit und Höhe des Werklohns
- Bestimmungen über die Beendigung des Vertrages

**Organisationsvertrag:** Im überwiegenden Ausmaß werden die Betreuungspersonen von einer Agentur an die betreuungsbedürftige Person vermittelt.
Diese Zusammenarbeit muss schriftlich durch einen Organisationsvertrag festgelegt sein.

### 1.2.7. Einhaltung der Handlungsleitlinien

Im Werkvertrag wird festgehalten, wen die Betreuungsperson im Notfall (und beim Erkennen von Änderungen des Allgemeinzustandes oder des Verhaltens der betreuungsbedürftigen Person, wie z.B. Fieber, Hautausschlag, Verdauungsstörungen, Änderung im Ess- und Trinkverhalten, Schmerzen, Unruhe, erhöhter Schlafbedarf, Teilnahmslosigkeit) zu kontaktieren und zu informieren hat.

### 1.2.8. Verpflichtung zur Zusammenarbeit

Die Betreuungskraft ist gesetzlich verpflichtet, mit anderen in die Pflege und Betreuung involvierten Personen und Einrichtungen zum Wohle der betreuten Person zusammenzuarbeiten (Hausarzt/Hausärztin, Angehörige, Kollegen/Kolleginnen).

### 1.2.9. Datenschutz und Verschwiegenheitspflicht

Personenbetreuer/Innen sind zur Verschwiegenheit über alle ihnen in Ausübung ihres Gewerbes anvertrauten oder bekannt gewordenen Angelegenheiten verpflichtet. Auch Dinge, die innerhalb der Familie passieren und sich nur indirekt auf die zu betreuende Person beziehen, dürfen nicht nach außen getragen werden.

Diese Verschwiegenheitspflicht besteht nicht, wenn und insoweit die betreuungsbedürftige Person oder deren gesetzliche Vertretung ausdrücklich von der Pflicht entbindet. Werden von der Betreuungsperson personenbezogene Daten der betreuten Person gespeichert oder an Dritte weitergegeben, ist eine Einwilligungserklärung einzuholen.

### 1.2.10. Führung des Haushaltsbuches

Gewerbetreibende haben das anvertraute Geld in Form eines Haushaltsbuches (samt der Belegsammlung) zu dokumentieren. Dieses muss über einen Zeitraum von zwei Jahren aufbewahrt werden.

### 1.2.11. Dokumentation

Die erbrachten Dienstleistungen und Beobachtungen, welche den Zustand der betreuten Person betreffen, müssen durch die Betreuungskraft ausreichend und regelmäßig dokumentiert werden und der betreuten Person bzw. den Angehörigen, aber auch Berufsgruppen, welche in die Betreuung involviert sind, zugänglich gemacht werden.

### 1.2.12. Einhaltung der Standes- und Ausübungsregeln

PersonenbetreuerInnen sind verpflichtet, sich am Wohl der betreuungsbedürftigen Person zu orientieren und dürfen ihre berufliche Stellung nicht zur Erlangung persönlicher Vorteile missbrauchen. Sie haben jedes standeswidrige Verhalten zu unterlassen, das geeignet ist, das Ansehen oder die Interessen des Berufsstandes zu schädigen und die Persönlichkeitsrechte einschließlich der wirtschaftlichen Interessen der zu betreuenden Person zu verletzen.

### 1.2.13. Vermeidung von Gefahren

Das eigene Zuhause birgt oft viele Gefahren, die gerade bei Sehschwäche oder Einschränkung der Mobilität zu einem Unfall führen können. Das kann eine Treppe ohne Handlauf sein, eine Dusche, das WC oder die Badewanne ohne Haltegriff, ein lose verlegtes Verlängerungskabel, Teppiche u.Ä.
Ohne Rücksprache darf die Wohnung der betreuten Person nicht verändert werden. Als PersonenbetreuerIn ist man jedoch verpflichtet, darauf hinzuweisen und zur Vermeidung von Gefahren beizutragen.

### 1.2.14. Zurücklegung der Gewerbeberechtigung

Wer die Tätigkeit als PersonenbetreuerIn beendet, ist verpflichtet, dies dem Gewerbeamt mitzuteilen und den Gewerbeschein an die zuständige Gewerbebehörde (Bezirkshauptmannschaft, Magistrat) zu senden. Die SVA und das Finanzamt werden von der Gewerbebehörde darüber informiert.
Zu beachten ist letztlich noch die Abmeldung des Wohnsitzes und die Beendigung des Vertrages mit der betreuten Person.

## 1.3. Tätigkeitsbereich der Personenbetreuung

### 1.3.1. Eigenverantwortlicher Tätigkeitsbereich

In der Personenbetreuung unterscheidet man zum einen die Betreuungstätigkeiten, die sie eigenverantwortlich durchführen dürfen, zum anderen die pflegerischen Tätigkeiten, die sie nur dann übernehmen dürfen, wenn eine Pflegefachkraft oder eine Ärztin, bzw. ein Arzt ihnen diese übertragen, das heißt „delegiert“ hat.

Die Beurteilung, ob es sich um Betreuungstätigkeiten handelt und ob diese eigenverantwortliche Tätigkeiten sind, oder ob es sich um pflegerische Tätigkeiten handelt, die einer Delegierung bedürfen, obliegt einer Pflegefachkraft oder einer Ärztin bzw. einem Arzt.

Zum eigenverantwortlichen Tätigkeitsbereich gehören:

**Grundlegende Betreuungstätigkeiten**, wie

- **Haushaltsnahe Tätigkeiten** (Zubereitung von Mahlzeiten, Erledigungen von Einkäufen, Besorgungen und Botengänge, Reinigungstätigkeiten, Wäscheversorgung, Betreuung und Versorgung von Tieren und Pflanzen, das Lüften der Räume)
- **Gesellschafterfunktionen** (Gesellschaft leisten, Konversation und Kommunikation, Begleitung bei Aktivitäten außer Haus, Aufrechterhaltung gesellschaftlicher Kontakte)

**Hilfestellung und Unterstützung im Alltag**, wie

- Körperpflege
- An- und Auskleiden
- Essen, Trinken und Arzneimittelaufnahme
- Benützung von Toilette und Inkontinenzprodukten
- Aufstehen, Gehen, Niederliegen, Niedersetzen

### 1.3.2. Pflegerische Tätigkeiten nach erfolgter Delegierung

- Verabreichung von Medikamenten
- Anlegen von Bandagen und Verbänden
- Subkutane Injektionen
- Blutentnahme aus der Kapillare zur Bestimmung des Blutzuckerspiegels
- einfache Licht- und Wärmeanwendungen
- weitere pflegerische Tätigkeiten, die einen vergleichbaren Schwierigkeitsgrad aufweisen

## 1.4. Fragen

1. Durch welche Gesetze ist die selbstständige Personenbetreuung im Wesentlichen geregelt?
2. Welches sind die Pflichten selbstständiger PersonenbetreuerInnen?
3. Welche Dienstleistungen zählen zur Betreuung und somit zu den eigenverantwortlichen Tätigkeiten in der Personenbetreuung?
4. Welche pflegerischen Tätigkeiten dürfen einer Betreuungskraft durch Delegierung übertragen werden?

## Quellen und weiterführende Literatur

**BAG, Arbeitsgemeinschaft Freie Wohlfahrt, Bundesministerium für Soziales und Konsumentenschutz:**
Skriptum Personenbetreuung. http://bag.braintrust.at/d30
November 2018

**Schön/Sperlich/Neumann/Somlyay:**
Betreuung daheim. Schritt für Schritt zur legalen Pflege
2. Auflage, Wien: Manz'sche Verlags- und Universitätsbuchhandlung GmbH, 2014

# 2. Sozialkompetenz

Beitrag von Siegfried Klammsteiner

# 2. Sozialkompetenz

PersonenbetreuerInnen sind gefordert, freundlich, respektvoll und einfühlsam mit hilfsbedürftigen Menschen umzugehen. Sie berücksichtigen individuelle Wünsche und sind um eine wertschätzende Beziehung bemüht. Um dieser menschlichen Herausforderung gerecht zu werden, sind Kenntnisse und Fähigkeiten im Bereich der Gestaltung von Beziehungen, der Kommunikation und im Umgang mit Konflikten erforderlich.
Dafür sind grundlegende Sprachkenntnisse unerlässlich; Sprache und Kommunikation sind Ausdruck der Gesamtpersönlichkeit.
Sie ermöglichen es uns, Gefühle und Gedanken zu äußern und Beziehungen zu gestalten. Dazu kommt, dass viele Menschen, die Betreuung benötigen, an Demenz erkrankt sind. Das macht die Notwendigkeit der Sprachkenntnisse noch deutlicher. Daher sei an dieser Stelle ein dringender Appell an alle PersonenbetreuerInnen gerichtet, diese Aufgabe erst nach dem Erwerb der nötigen Deutschkenntnisse in Angriff zu nehmen.
Eine weitere Anforderung und Ausdruck der sozialen Kompetenz ist es, sich mit den Gewohnheiten und der Kultur des Landes, wie Essen, Bräuche, etc. zu befassen und in diese Arbeit zu integrieren.

## 2.1. Beziehungsgestaltung

**Ausgangspunkte für persönliche Beziehungen sind:**

- **Familie, Verwandtschaft** (Eltern, Kinder, Angehörige) – die kann man sich nicht aussuchen.
- **Freunde, Partner** (Sympathie, gleiche Interessen sind ausschlaggebend) – die sucht man sich aus.
- **Beruf** – da kann man sich die Personen, mit denen man zusammenkommt, nicht oder nur bedingt aussuchen.

Gute Beziehungen tragen überall, sei es im Privaten oder in der Berufswelt, zum Wohlbefinden bei und erleichtern natürlich auch den Betreuungsalltag.
Im Kapitel 7.3. – Begleitung mit Herz und Verstand – werden die Fertigkeiten aufgezeigt, die für eine positive Gestaltung der Beziehungen im Betreuungsalltag erforderlich sind.

### 2.1.1. Beziehungsverlauf in der Betreuung

Die 24-Stunden-Betreuung ist immer damit verbunden, dass plötzlich ein bisher fremder Mensch im eigenen Haushalt wohnt und die Betreuungsarbeit aufnimmt.
Über den Verlauf von Beziehungen lässt sich keine Norm aufstellen. Es gibt die berühmte „Liebe auf den ersten Blick" oder die Sympathie, die sofort da ist, es gibt aber genauso die Beziehungen, die erarbeitet werden müssen.
Auch die Pflegewissenschaft hat sich immer wieder mit dem Thema der Beziehung in der Pflege beschäftigt. In Anlehnung an das Phasenmodell von Hildegard von Peplau und Rüdiger Bauer werden hier vier Phasen dargestellt. Es kann hilfreich sein, zu verstehen, dass selbst ein positiver Verlauf ein Prozess ist, der Zeit braucht.
Der Verlauf durch die vier Phasen ist kein Selbstläufer und hängt von den Beteiligten ab. Es kann gut sein, dass die Entwicklung in der ersten, zweiten oder dritten Phase stecken bleibt.

### 2.1.2. Phase der (Neu-)Orientierung

Der Entschluss, eine 24-Stunden-Betreuung in Anspruch zu nehmen, hängt für die betroffenen Personen mit vielen Fragen zusammen. Zum Beispiel: Welche Kosten sind damit verbunden? Wie funktioniert die 24-Stunden-Betreuung? Woher kommen die

BetreuerInnen? Sind die Deutschkenntnisse ausreichend, wenn sie aus dem Ausland kommen? Werden sie mich verstehen? Wie sieht es mit der Ausbildung aus? Sind sie vertrauenswürdig?
Aber auch der Betreuer/die Betreuerin orientiert sich zunächst und fragt sich: Wo lebt die Person? Wie alt ist sie? In welcher Weise benötigt sie Hilfe? Wie sieht das Krankheitsbild aus? Lebt sie allein? Gibt es Angehörige? Wie hoch ist der Werklohn? Nach welchem Zeitabschnitt wird gewechselt? Wer ist der Kollege/die Kollegin?

### 2.1.3. Phase der verinnerlichten Entscheidung, der Identifikation

Wichtig ist es, zu verstehen, dass mit der Entscheidung, eine 24-Stunden-Betreuung in Anspruch zu nehmen, nicht automatisch alle Sorgen und Ängste ausgeräumt sind. Es dauert, bis die innere Einsicht gereift ist, dass es ohne Hilfe von außen nicht mehr geht. Es braucht Zeit, bis die betreute Person sich mit der neuen Situation, dass die Privatsphäre verlorengeht, anfreunden kann. Es erfordert Energie, sich auf eine unbekannte Person einzulassen.
Mit der Zusage einer Betreuungskraft, eine Pflegestelle anzunehmen, ist noch nicht automatisch die Entscheidung gefallen, mit der betreuten Person in Beziehung zu treten, sich mit ihr zu beschäftigen und auseinandersetzen. Vor Ort wirklich zu „landen“, anzukommen und offenherzig auf die Person zuzugehen, erfordert ebenso eine bewusste Entscheidung.

### 2.1.4. Phase der Klärung und der Integration

Auch wenn alles gut beginnt und zunächst beide Seiten (betreute Person, BetreuerIn) zufrieden sind, stellt sich im Laufe der Zeit immer wieder heraus, dass es unausgesprochene Erwartungen

und Vorstellungen gab oder gibt, die ans Licht kommen und zu einer gewissen Enttäuschung führen.
Angehörige bringen sich mit ein und haben ihre eigenen Vorstellungen, wie die Betreuung ablaufen soll.
Sehr oft wird das Argument gebracht: „Wenn ich schon dafür bezahle, dann erwarte ich mir auch …“
In dieser Phase ist es sehr wichtig, dass in einer guten, achtsamen Weise offen und ehrlich über die Erwartungen gesprochen wird. Es gilt, sich gegenseitig mitzuteilen, was die Vorstellungen sind, und inwieweit die Bereitschaft vorhanden ist, auf die Wünsche des Gegenübers einzugehen.

Die Tatsache, dass sich die betreute Person das Wiederkommen der Betreuungskraft wünscht, und diese sich wiederum freut, zurückkommen zu können, ist meistens das Resultat des gegenseitigen Respektierens der Wünsche.

### 2.1.5. Phase der Kongruenz, der Stimmigkeit

Wenn die betreute Person die positive Seite erkennen kann und diese besondere Hilfe rund um die Uhr nicht nur als Erleichterung, sondern vielleicht sogar als Bereicherung erlebt, ist eine sehr wertvolle Ebene der Zusammenarbeit erreicht.
Möglicherweise wird eine fürsorgliche Zuwendung erlebt, die der betreuungsbedürftige Mensch in seiner Kindheit nicht ausreichend erlebt hat.
Viele alternde Menschen finden erst in der Ruhe des Alters Zugang zu/und Ausdrucksmöglichkeiten für ihre(r) Gefühlswelt.

Als BetreuerIn zu erleben, dass man zur Zufriedenheit und zur Lebensqualität anderer beitragen kann, ist das, was Kraft, Freude, Motivation und Bestätigung für die Arbeit gibt.

## 2.2. Prinzip Menschlichkeit

In den letzten Jahrzehnten ist es der Gehirnforschung gelungen aufzuzeigen, unter welchen Umständen die sogenannten Glückshormone als Belohnungssystem des eigenen Körpers ausgeschüttet werden. Diese Botenstoffe werden nicht ausgeschüttet, wenn Rivalität, Konkurrenz, Kampf oder Misstrauen herrschen, sondern nur, wenn Menschen miteinander kooperieren, wenn

- Wertschätzung
- Wohlwollen
- Akzeptanz
- Anerkennung
- Vertrauen und
- Verbundenheit

gelebt und erlebt werden. Jede Form von positiver zwischenmenschlicher Resonanz sowie erlebter Gemeinschaft geht mit der Ausschüttung der Glücksbotenstoffe einher. Joachim Bauer vertritt daher die These, wir Menschen seien auf soziale Resonanz angelegte Wesen, „für gelingende Beziehungen konstruiert“ [1)]. Jedes Verhalten, das dazu beiträgt, dass diese soziale Resonanz entsteht, fördert die Beziehung. Das zeigt auf, wie ausschlaggebend die innere Haltung für die Entwicklung einer Beziehung ist.

## 2.3. Emotionale Intelligenz

Der Beruf der Personenbetreuung erfordert es, mit unterschiedlichen Menschen in guter Weise umgehen zu können.

[1)] Bauer, Joachim: Prinzip Menschlichkeit. Warum wir von Natur aus kooperieren
8. Auflage, München: Wilhelm Heyne Verlag, 2008

Die Unterschiedlichkeit und Individualität eines jeden Menschen drücken sich auch in der Art und Weise, wie er denkt, was er empfindet, aber auch was er will und was ihm wichtig ist, aus. Die Beschäftigung mit den einzelnen Aspekten der menschlichen Psyche kann eine Brücke zum Verständnis bieten. Nicht bei allen Menschen sind die einzelnen Aspekte in gleicher Weise ausgeprägt.

**Wille**

Es gibt viele Menschen, die haben wunderbare Ideen, fassen immer wieder gute Vorsätze, und schaffen es doch kaum oder wenig, all das in die Tat umzusetzen. Es fehlt ihnen die Willensstärke.

**Der Willensmensch:** Er ist der Mensch der Handlungen, der Taten. Er ist pragmatisch und praktisch, bringt die Dinge voran. Zielstrebigkeit, Tatkraft, Ausdauer, Disziplin, Konsequenz sind seine Stärken.
Der willensbetonte Mensch nimmt die Dinge in Angriff, geht voran, ist oft ungeduldig und auch gestresst. Ihm fällt es schwer, Aufgaben zu delegieren. In Situationen, wo oft ein Überdenken und eine Neuorientierung gefragt wären, handelt er oft voreilig und überrumpelt andere.

**Verstand**

Was ein Mensch will, hängt sehr stark von seinen Gedanken, Überlegungen und Vorstellungen ab. Der Verstand bildet Begriffe und Urteile und zieht logische Schlüsse. Er ermöglicht es uns, über Erfahrenes nachzudenken, Erkenntnisse zu sammeln und zu speichern. Dadurch ist es möglich, augenblickliches Erleben mit vergangenen Erfahrungen zu vergleichen, aber auch vorauszudenken und die Zukunft zu planen.
Da die Denkprozesse jedes Menschen unterschiedlich sind, was sich in unterschiedlichen Ansichten zeigt, ist es sehr interessant und aufschlussreich, sich mit den Denkweisen von Menschen zu beschäftigen.

**Der Verstandesmensch:** Er neigt dazu, Emotionen zu verdrängen und empfindet sie oft als störend. Planen, Analysieren, Bewerten, Urteilen, Konzepte erstellen, logische Schlüsse ziehen, Erkenntnisse sammeln, Vorausdenken, Zusammenhänge erkennen, Durchschauen, Visionen entwickeln, das sind seine Stärken. Er ist gesteuert von Konzepten, Wertmaßstäben, „Glaubenssätzen", wirkt kühl, sachlich, verhalten (manchmal unnahbar), und es fehlt ihm oft an Offenheit, Lebendigkeit, Spontanität, Lebensfreude, Begeisterung, Kreativität.

**Gefühl**

Der Verstand wird sehr stark von den Empfindungen, den Emotionen, den Gefühlen beeinflusst. Wenn jemand anderen gegenüber Ärger, Wut, Enttäuschung empfindet, kann es passieren, dass der Verstand, wie ein Sklave des Gefühls, die entsprechenden Rechtfertigungen und Begründungen liefert, warum das so ist.
Ein misstrauischer Mensch, der viele Enttäuschungen hinnehmen musste und der diese Erlebnisse nicht positiv bearbeitet hat, kommt leicht zu dem Schluss, dass die Mitmenschen es nicht gut mit ihm meinen; er wird in seinem Denken von seinen verletzten Gefühlen geleitet.
Sich in die Situation eines Gegenübers hineinversetzen zu können, wahrnehmen zu können, was es/sie empfindet und fühlt, dafür Verständnis zu haben, ist eine wertvolle Brücke, damit eine persönliche Beziehung entsteht. Viele Menschen beklagen sich: „Es gibt niemanden, der mich versteht."

**Der Gefühlsmensch:** Der gefühlsbetonte Mensch handelt aus seinen Emotionen und seiner momentanen Stimmung heraus. Er kann von diesen stark wechselnden Gefühlen beherrscht werden, von himmelhoch-jauchzend bis zu Tode betrübt.
Empathie, Sympathie, Einfühlungsvermögen, Nachempfinden können, Verständnis haben, das sind seine Stärken.

Lange Zeit galt es als Schwäche, Gefühle zu zeigen. Man lernte in erster Linie, sie durch Selbstdisziplin zu beherrschen, indem sie verdrängt oder geleugnet wurden.

Gefühle wollen
- wahrgenommen
- erkannt
- zugelassen
- angenommen
- akzeptiert
- ausgedrückt und
- verstanden

werden. Sie wollen nicht beurteilt und bewertet werden.

Ob eine Beziehung harmonisch verläuft, hängt im hohen Maße auch davon ab, ob man auf die emotionale Situation des Gegenübers in guter Weise eingehen kann. „Das ist das Wesen der Kunst, Beziehungen zu gestalten: dass man mit den Emotionen eines anderen umzugehen weiß.“ [2)]

**„Herz“**
Die Gefühle des Menschen werden von den Werten, Lebensprinzipien, den Motiven und vor allem von den seelischen Bedürfnissen beeinflusst. Jeder Mensch sehnt sich nach Liebe, Annahme, Zuwendung. Aber nicht alle Menschen haben das in dem Ausmaß bekommen, wie sie es sich ersehnten. Unerfüllte Sehnsüchte, ungesättigte Bedürfnisse wirken sich auf die Gefühlslage, die Denkweise, die Erwartungen und auf die Grundstimmung aus.
Wer ein Herz für die Menschen hat, die er betreut, und sich dabei nicht vordergründig von der Gefühlslage und der Stimmung, die gerade herrscht, leiten lässt, kann viel Lebendigkeit und Freude ausstrahlen, was schließlich auch ansteckend wirkt.

[2)] Goleman, Daniel: Emotionale Intelligenz, München: Carl Hanser Verlag, 1996, S. 146

Diese Herangehensweise führt in der Regel auch zu einer Verbundenheit, die den Betreuungsalltag durch persönliche, zwischenmenschliche Beziehungen bereichert. Wie heißt es in dem Buch „Der Kleine Prinz“ von Antoine de Saint-Exupery?: „Man sieht nur mit dem Herzen gut“.

## 2.4. Kommunikation

Wo Menschen zusammenleben, treffen unterschiedliche Interessen aufeinander. Missverständnisse, Enttäuschungen und Vorwürfe kommen zwar in „den besten Familien“ vor, doch ließe sich mancher Streit mildern, mindern oder gar vermeiden, wenn einige einfache Kommunikationsregeln Beachtung fänden.
Erschwert wird die Kommunikation immer auch dann, wenn nicht nur Vorwürfe im Raum stehen, sondern auch starke, aufgestaute, verdrängte und vor allem negative Emotionen im Spiel sind. Daher ist ein guter Umgang mit den eigenen und den Emotionen anderer eine Hilfe für eine positive Kommunikation.

### 2.4.1. Aktives Zuhören – einfühlendes Verständnis

Eine der größten Tugenden ist die Fähigkeit, einem anderen Menschen wirklich zuhören zu können. Zuhören ist die Brücke zur Empathie.
Unter aktivem Zuhören wird in der Kommunikation die verständnisbetonte Reaktion eines Gesprächspartners auf die Botschaft eines Sprechers verstanden.
Aktives Zuhören bedeutet beim Zuhören innerlich aktiv zu sein, um zu erfassen, was das Gegenüber überhaupt sagen will, warum es so wichtig für ihn ist.

Der US-amerikanische Psychologe und Psychotherapeut Carl Rogers hat das aktive Zuhören erstmals als Werkzeug für die Gesprächspsychotherapie beschrieben. Seine Arbeit legt besonderen Wert auf Begegnung: Sie schließt die emotionale Ebene, nonverbale Äußerungen und gegenseitiges prinzipielles Wohlwollen ein.

**Wesentliche Elemente nach Rogers sind folgende drei Aspekte:**

**1.** Empathische Grundhaltung
**2.** Offenheit und Ehrlichkeit
**3.** Akzeptanz und positive Beachtung der anderen Person

**Die Beachtung folgender Spielregeln trägt zur gelungenen Kommunikation bei:**

- sich auf das Gegenüber einlassen
- mit der eigenen Meinung zurückhaltend umgehen
- Nachfragen bei Unklarheiten
- die Gefühle des Gegenübers erkennen und ansprechen
- bestätigende kurze Äußerungen verwenden
- Geduld haben und den Sprecher nicht unterbrechen, ihn ausreden lassen
- Blickkontakt halten
- sich durch Vorwürfe und Kritik nicht aus der Ruhe bringen lassen

**Das bedeutet:**

- sich konzentrieren, um zu erfassen, was jemand sagen will
- hineinhorchen, was derjenige dabei empfindet, was es für ihn bedeutet
- zwischendurch Rückmeldung geben und prüfen, ob man das, was der andere vermitteln will, auch richtig verstanden hat
- für die Situation Verständnis zeigen; die Situation, wie sie sich für den anderen darstellt, ernst nehmen

**Aktives Zuhören beinhaltet:**

- zeigen, dass man aufmerksam ist, sich für das Gegenüber öffnet
- zeigen, dass man bemüht ist, das Gegenüber richtig zu verstehen
- sich vergewissern, ob man wahrnimmt, was das Gegenüber sagen wollte

**Formulierungen, die aktives Zuhören einleiten:**

- Du meinst also ...
- Es klingt für mich so, als ob ...
- Es hört sich für mich so an, wie wenn ...
- Wenn ich es richtig verstehe, bedeutet das für dich ...

### 2.4.2. Ich-Botschaften verwenden

Gerade in emotional belastenden Situationen ist das Senden von Ich-Botschaften eine große Hilfe, um zu einer guten Gesprächsführung und eventuell auch zu einer befriedigenden Lösung zu gelangen. Damit ist gemeint, Konfliktpunkte bezogen auf das Verhalten anzusprechen, aber nicht die Person zu beurteilen.

Dafür ist es zunächst notwendig, die eigene Aufmerksamkeit nach innen zu lenken, sich der eigenen Gefühle und der eigenen Bedürfnisse bewusst zu sein. Denn nur, wenn mir klar ist, was mich stört, betroffen macht, ärgert, verletzt, oder was die eigene Absicht ist, kann die geeignete Ich-Botschaft gesendet werden. Eine Ich-Botschaft ist eine Mitteilung über sich selbst, über das eigene Ich, die eigene Situation, in der beschrieben wird, was das Verhalten des anderen mit mir macht.
Wenn du das sagst, wenn du das behauptest, wenn du das verlangst, wenn du das erwartest ... dann empfinde ich ... dann fällt mir das oder jenes schwerer ... dann fühle ich ...

Wenig hilfreich ist die Verwendung von sogenannten Du-Botschaften. Aussagen wie „Mensch, bist du ungeschickt, pass doch besser auf!“, oder „du bist wirklich stur, weil ...“, „du bist ein Egoist, wenn ...“, „du bist rücksichtslos, weil du...“. So eine Gesprächsführung führt meistens zur Verhärtung der Situation, zu gegenseitigen Vorwürfen, aber kaum zu einer Lösung.

Durch die Verwendung von Ich-Botschaften wird das Gegenüber nicht beurteilt. Es führt zu partnerschaftlichem Verhalten, zu Akzeptanz, zu Vertrauen und macht es dem anderen leichter, nachzugeben und einzulenken.

Das aktive Zuhören und das Verwenden von Ich-Botschaften kann ein hilfreiches Werkzeug für eine gute Gesprächsführung darstellen. Jedoch jedes Werkzeug ist nur so gut wie derjenige, der es verwendet. Ein Arbeiter, der sein Handwerk nicht beherrscht, dem nützt das beste Werkzeug wenig.

Von den PersonenbetreuerInnen wird ein hohes Maß an Einfühlungsvermögen, Achtsamkeit, Wertschätzung, ein hohes Maß an persönlichen und sozialen Kompetenzen erwartet. Auf dieser Basis ist ein konstruktiver Kommunikationsstil ein unerlässliches, wertvolles Werkzeug, gerade auch in belastenden Situationen.

## 2.5. Belastende Situationen

Die Ursachen dafür können im Verhalten und in den Erwartungen der betreuten Personen liegen, können struktureller Natur sein, oder sind in der persönlichen Überforderung zu finden.

### 2.5.1. Betreuungsstelle

Es soll hier nicht der falsche Eindruck vermittelt werden, die meisten Betreuungsstellen seien schwierig, aber es entspricht der Realität, dass nicht überall eine positive Arbeitssituation gegeben ist.
Das hängt zum einen oft mit den unrealistischen, überzogenen Erwartungen der betreuten Person sowie deren Angehörigen, und zum anderen mit den hohen Anforderungen, die die Arbeit mit sich bringt, zusammen.
Eine demente Person zu betreuen, die man kaum aus den Augen lassen kann, den Haushalt zu führen, einkaufen zu gehen, die Behördenwege zu erledigen – das alles unter einen Hut zu bringen, ist oft kaum möglich, wird jedoch sehr oft als selbstverständlich erachtet. Genauso arbeitserschwerend ist es, wenn die Nächte durch oftmaliges Aufstehen über längere Zeit gestört sind.
Manche betreuten Personen wiederum können sehr geizig sein. Das Essen, die Verwendung von Wasser fürs Duschen usw. führen zu wiederholten Diskussionen.
Es gibt auch Personen mit schwierigem Charakter, die z.B. sehr dominant sind, gepaart mit einer herablassenden und überzogenen, fordernden Haltung den BetreuerInnen gegenüber. Dies erfordert von den BetreuerInnen ein hohes Maß an Großzügigkeit und Toleranz, aber auch die Fähigkeit, in guter Weise die eigenen Grenzen klar zu vermitteln.

### 2.5.2. Agentur – KollegInnen

Vermittlungsagenturen haben unterschiedliche Geschäftsmodelle. Es beginnt mit Agenturen, die sich nur auf die Vermittlung von BetreuerInnen beschränken und keinen zusätzlichen Service anbieten, und endet mit jenen, die in Form einer unterstützenden Struktur im Hintergrund, den BetreuerInnen durch fachliche und menschliche Begleitung eine wertvolle Stütze sind. Die Notwendigkeit hierfür ist absolut gegeben, denn wo Menschen aufeinandertreffen, sind Reibungspunkte immer wieder die Folge. PersonenbetreuerInnen fühlen sich zudem oft von den Agenturen ausgenützt und haben das Gefühl, dass die Agenturen sich auf ihre Kosten bereichern. Das ist natürlich keine optimale Arbeitsbedingung. Nicht jeder Betreuer/jede Betreuerin passt menschlich zu jeder Pflegestelle. Gerade im Auswahlverfahren, und wenn die „Chemie“ zwischen betreuter Person und der Betreuungskraft nicht passt, können Agenturen sehr viel dazu beizutragen, dass die Arbeit möglichst positiv verläuft.

**Stress durch KollegInnen:** Auch wenn in der 24-Stunden-Betreuung die beiden BetreuerInnen, die sich in einem Rhythmus von etwa zwei bis vier Wochen abwechseln, nicht gleichzeitig vor Ort im Einsatz sind, gilt es trotzdem, ein Team-Verhalten an den Tag zu legen. Wenn die neue Kollegin/der neue Kollege anreist und der Kühlschrank leer und die Wäsche nicht versorgt ist, die notwendigen Arbeiten also nicht erledigt sind, so trübt das den Teamgeist.

Sehr oft möchten BetreuerInnen die Einsatzzeiten so gestalten, dass sie ihren Interessen entsprechen. Fairness zeigt sich gerade bei den heiklen Diensten, wie Weihnachten, Neujahr, eventuell auch Ostern. Natürlich möchte jeder Betreuer/jede Betreuerin zu dieser Zeit zu Hause sein, das ist jedoch nicht möglich.

Ebenso unkollegial ist es, wenn versucht wird, Anerkennung und Bestätigung auf Kosten der Kollegin/des Kollegen zu bekommen, indem in der Abwesenheit nicht gerade positiv über die betroffene Person gesprochen wird.

Unfaires Verhalten von Seiten der KollegInnen erschwert unnötigerweise die Arbeit und ist belastend. Umso wichtiger ist es, dass Agenturen sich auch in dieser Hinsicht einbringen und vermittelnd tätig sind, damit das Arbeitsklima vor Ort gut ist.

## 2.5.3. Fachliche und menschliche Überforderung

Allein die Tatsache, dass die meisten PersonenbetreuerInnen aus dem Ausland hierherkommen, Deutsch nicht ihre Muttersprache ist, sie ihre Familie, ihren Freundeskreis zurücklassen, stellt eine hohe Anforderung dar. Hier wohnen sie im Haus der betreuten Person, sind Tag und Nacht abrufbar, müssen in der Zeit ihres Einsatzes auf die Möglichkeit, sich einmal völlig zurückziehen zu können, verzichten; sei es, einmal auszugehen, ins Kino zu gehen, sich mit Freunden zu treffen. Sie müssen in der Lage sein, sich menschlich zurückzunehmen.

Aus Sorge, den Platz zu verlieren, lassen sie sich manchmal auch in Tätigkeiten hineindrängen, für die ihnen das nötige Wissen und Können fehlt. Dinge zu tun, wofür die erforderlichen Kenntnisse fehlen, bringt Stress mit sich und kann zudem zu unangenehmen Folgen, gerade auch für die betreute Person führen.
Nicht alle BetreuerInnen, die in der 24-Stunden-Betreuung zum Einsatz kommen, haben die erforderlichen Deutschkenntnisse, eine einschlägige Ausbildung und die „Muskeln für positive Beziehungsgestaltung“ schon in dem Ausmaß entwickelt, dass sie belastende Situationen so ohne Weiteres positiv bewältigen können.

Kommt es zu angespannten Situationen in der Beziehung mit der betreuten Person, mit den Angehörigen, mit Kollegen oder Kolleginnen, reagieren viele entweder mit Angriff und Beschuldigungen, oder sie passen sich einfach an, indem sie ihre Bedürfnisse vernachlässigen und über ihre physischen und psychischen Grenzen gehen. Manchmal ziehen sie sich zurück und suchen nach einer neuen Pflegestelle.
Werden solche Konfliktsituationen, gerade auch durch Hilfe von außen (Agentur) bewältigt, ist das sehr oft der Ausgangspunkt für eine neue, positive Dimension in der Zusammenarbeit.

Die Arbeit als PersonenbetreuerIn bietet viele Möglichkeiten, Schwierigkeiten und Herausforderungen als Chance für die persönliche Weiterentwicklung zu sehen und zu nützen.

## 2.5.4. Konstruktives Verhalten in belastenden Situationen

Ein konstruktives Verhalten ist durch eine lösungsorientierte Herangehensweise gekennzeichnet.

**Sich auf die Situation einlassen**
Es wirkt sich immer wieder gut aus, wenn die Personenbetreuerin/der Personenbetreuer zunächst einmal die Bereitschaft zeigt, die Situation so zu akzeptieren, wie sie ist.
Wer sich mit Zuwendung und Engagement für jemanden einbringt, der Hilfe benötigt, legt einen guten Grundstein für eine gute Beziehung in der weiteren Zusammenarbeit, aber auch dafür, dass Konfliktpunkte besser angesprochen werden können. Es lohnt sich, zunächst einmal in eine gewisse Vorleistung zu gehen, auch wenn es Punkte gibt, die zu einem passenden Zeitpunkt angesprochen werden müssen. Ein guter Zeitpunkt dafür wäre am Ende des ersten Einsatzes, wo gemeinsam eine Bewertung vorgenommen und über die weitere Arbeit gesprochen werden kann.

**Offen und ehrlich die Situation ansprechen**
Da eine wirtschaftliche Abhängigkeit zur betreuten Person besteht, trauen sich PersonenbetreuerInnen oft nicht, ihre Grenzen der physischen und psychischen Belastung aufzuzeigen, Sie unterdrücken ihre Bedürfnisse und passen sich einfach an. Das kostet viel Energie und Kraft, die jedoch erforderlich wären, um die ohnehin anspruchsvolle Arbeit gut zu meistern.

**Subtile Machtausübung unterlassen**
Betreute Personen nützen diese Machtposition aus und denken, dass sie als Geldgeber das Recht hätten, ihre Vorstellungen

unreflektiert einzufordern. Aber auch PersonenbetreuerInnen nützen ihre Machtposition und drohen, die betreute Person allein zu lassen, wenn sie mit ihr nicht einverstanden sind. Gegenseitiges Verständnis, die bewusste, freie Entscheidung sind eine viel bessere Basis als Abhängigkeiten.

**Bereitschaft, den eigenen Anteil am Problem zu sehen**
Wenn in Beziehungen immer wieder Unzufriedenheiten und Reibungspunkte zum Vorschein kommen, bringt es wenig, den Fehler nur beim Gegenüber zu suchen. Es ist äußerst hilfreich, zu reflektieren und zu prüfen, worin der eigene Anteil am Problem besteht.
Auch wenn betreute Personen reich an Lebenserfahrung sind, fehlt ihnen oft die Bereitschaft bzw. die Kraft oder auch die Fähigkeit der Selbstreflexion.

**Herausforderung als Chance nützen**
PersonenbetreuerInnen, die diese Fähigkeit mitbringen oder bereit sind, sich an Hand der Herausforderungen zu entwickeln, tun viel für ihre Psychohygiene und können den Beruf für ihre persönliche Entwicklung nützen. Bei fachlicher Überforderung ist auch an eine Weiterbildung zu denken. Die Arbeit macht mehr Freude, wenn man sie beherrscht, und sie wird dann nicht vordergründig durch das Honorar, sondern viel mehr noch mit Sinnerfüllung belohnt.

**Mut, die erforderlichen Konsequenzen zu ziehen**
Für eine konstruktive Lösung eines Problems ist es hilfreich:
- den Konflikt klar anzusprechen, klar zu benennen, ohne jedoch den Gesprächspartner zu verletzen
- die eigenen Grenzen zu kennen und sie sich einzugestehen
- entweder Kompromisse zu erarbeiten, mit denen beide Seiten leben können, oder nötigenfalls auch die Zusammenarbeit in guter Weise zu beenden

**Sich Hilfe holen**
Ein weiteres wichtiges Element in der Personenbetreuung ist die Fähigkeit, sich Hilfe von außen zu holen. Manchmal sind die BetreuerInnen zu sehr emotional in die Konfliktsituation verstrickt, sodass der sachliche Blick und die nötige Distanz zur Problematik fehlen.
Eine gute Agentur, die BegleiterInnen für die Personenbetreuer-Innen bereitstellt, zeichnet sich dadurch aus, dass sie sowohl in fachlichen wie auch in zwischenmenschlichen Fragen ein hilfreicher Ansprechpartner ist.

## 2.6. Fragen

- Welcher Beziehungsverlauf ist in der Betreuung zu erwarten?
- Was verbinden Sie mit dem Begriff „Menschlichkeit"?
- Was sagt Ihnen der Begriff „Aktiv zuhören" und wie setzen Sie ihn in der Kommunikation um?
- Was sagt Ihnen der Begriff „Ich-Botschaften" und wie setzen Sie diesen in der Kommunikation um?
- Beschreiben Sie lösungsorientiertes Verhalten in belastenden Situationen!

## Quellen und weiterführende Literatur:

**Bauer, Joachim:**
Prinzip Menschlichkeit. Warum wir von Natur aus kooperieren
8. Auflage, München: Wilhelm Heyne Verlag, 2008

**Bauer, Rüdiger:**
Beziehungspflege. Kongruente Beziehungsarbeit für Pflege-, Sozial- und Gesundheitsberufe
3. vollständig überarbeitete und erweiterte Auflage
Bern: Hogrefe Verlag, 2018

**Burger, Hubert:**
Kommunikation und Gesprächsführung in der Seniorenarbeit
Hagen: Brigitte Kunz Verlag, 1988

**Dahmer, Hella und Jürgen:**
Gesprächsführung. Eine praktische Anleitung
3. unveränderte Auflage, Stuttgart: Georg Thieme Verlag, 1992

**Fraberger Georg & Roland Raske:**
Ich verstehe dich. Endlich Klarheit in der Kommunikation
Wien: Carl Ueberreuther Verlag, 2016

**Goleman, Daniel:**
Emotionale Intelligenz
München: Carl Hanser Verlag, 1996

**Goleman, Daniel:**
Soziale Intelligenz. Wer auf andere zugehen kann, hat mehr vom Leben
München: Droemer Verlag, 2006

**Gordon, Thomas:**
Gute Beziehungen - Wie sie entstehen und stärker werden. Wirksame Konfliktbewältigung in Familie und Beruf
Stuttgart: Klett-Cotta Verlag, 2013

**Grond, Erich:**
Altenpflege als Beziehungs- oder Bezugspersonenpflege. Ein interaktionelles Pflegekonzept
2. überarbeitete Auflage, Hagen: Brigitte Kunz Verlag, 2000

**Newberg, Andrew, Waldmann, Robert:**
Die Kraft der Mitfühlenden Kommunikation.
Wie Worte unser Leben ändern können
München: Kailash Verlag, 2013

**Peplau, E. Hildegard:**
Zwischenmenschliche Beziehung in der Pflege
Ausgewählte Werke, 2. Auflage, Bern: Verlag Hans Huber, 2009

**Rogers, Carl:**
Die klientenzentrierte Gesprächspsychotherapie. Client-Centered Therapy
Frankfurt am Main: Fischer Taschenbuch Verlag, 2012

# 3. Arbeitsgestaltung, Unfallverhütung und Verhalten im Notfall

Beitrag von Johann Wolf

# 3. Arbeitsgestaltung, Unfallverhütung und Verhalten im Notfall

Eine ergonomische Arbeitsweise (Arbeitsergonomie) ist die Basis für eine entsprechende Arbeitsqualität und auch eine wesentliche Grundlage für die physische und psychische Arbeitsfähigkeit der PersonenbetreuerInnen. Alle Tätigkeiten sollten überlegt, geplant und in ihrer Umsetzung fortlaufend verbessert werden.

Die Arbeitsergonomie unterstützt vor allem die Gesundheit aller am Arbeitsprozess beteiligten Personen; darüber hinaus fördert ergonomisches Arbeiten vor allem auch die Sicherheit und trägt zur Unfallverhütung bei. Diese Faktoren dienen auch der Früherkennung und Reduzierung von Notsituationen und sind ein wesentlicher Baustein für das richtige Verhalten und Handeln im Notfall.

## 3.1. Arbeitsergonomie

Die eigene Einstellung und der Umgang mit der persönlichen Gesundheit sind das Fundament für eine ergonomische Arbeitsweise. Eine entsprechende Selbstpflege und eine gesunde Lebensweise sollten für eine Betreuungsperson selbstverständlich sein.
Mit ein paar Eckpunkten, welche man sich für die tägliche Arbeit einprägen kann, hat man ein Instrument für eine erfolgreiche Arbeitsergonomie.

### 3.1.1. Arbeitsbekleidung

Als PersonenbetreuerIn sollte man bequeme und nicht einengende Kleidung tragen. Die Schuhe sollen guten Halt bieten und eine rutschfeste Sohle haben.

### 3.1.2. Planung und Gestaltung der Umgebung bzw. des Arbeitsplatzes

In allen Räumen sollte man sich überlegen, die Möbel so zu stellen, dass sie nicht als Hindernisse im Weg stehen oder zur Sturzgefahr beitragen. Benötigt die betreute Person zum Beispiel Hilfe beim Aufstehen oder beim Transfer vom Bett in einen Sessel, muss man sich als erstes überlegen, was man benötigt und wie man diese Gegenstände positioniert. Planung ist immer der erste Schritt in der Arbeitsergonomie!

### 3.1.3. Umsetzung im Betreuungsalltag

**In der Durchführung der jeweiligen Tätigkeit ist es wichtig:**

- die betreute Person zuerst genau zu informieren, was man machen möchte und sie um Mithilfe zu bitten
- darauf zu achten, dass die betreute Person alles, was sie noch selbst schafft, auch tatsächlich selbstständig erledigen darf
- ihm/ihr auch genügend zu Zeit geben und das Tempo der notwendigen Unterstützung entsprechend anzupassen
- immer auf die eigene Körperhaltung zu achten und erlernte Techniken anzuwenden
- Teamwork zu praktizieren – auch zwischen der betreuten Person und der Betreuungsperson

## 3.2. Unfallverhütung

### 3.2.1. Unfallursachen

**Ältere Menschen sind in Österreich die Unfallrisikogruppe Nummer eins!**
Der Großteil aller Unfälle ereignet sich zu Hause in der Freizeit und nicht, wie man vermuten könnte, im Straßenverkehr. Rund 17 Prozent verunglücken im eigenen Garten, rund 10 Prozent im Badezimmer. Mindestens 60 Prozent dieser Missgeschicke wären mit einfachen, vorbeugenden Maßnahmen vermeidbar.

Meistens sind externe Umstände, wie z.B. Mängel in der Wohnung oder in der unmittelbaren Wohnumgebung, ausschlaggebend. Tatsächlich bewegen sich SeniorInnen vielfach in einer Wohnung und einem Wohnumfeld, das die Sicherheitsbedürfnisse gebrechlicher Menschen nicht erfüllt. Die Mängel in den eigenen vier Wänden sind der aussichtsreichste Ansatzpunkt für die Verhütung von Unfällen und Stürzen. Stolperfallen können beseitigt, Treppen können mit Handläufen versehen, Badezimmer mit Haltegriffen ausgestattet werden. Meist sind es kleine Anpassungen im Wohn- und Lebensumfeld, die es seniorengerecht machen und Unfällen vorbeugen. Ist dennoch ein Umbau erforderlich, gibt es in allen Bundesländern Förderungen für seniorengerechte Umbauten.

**Ältere Menschen sind häufig Feueropfer**
Aufgrund der reduzierten Sinneswahrnehmung sind gerade Menschen von über 70 Jahren besonders gefährdet, einem Brand zum Opfer zu fallen. Neben allgemeinen Brandschutzmaßnahmen ist ein Rauchwarnmelder sehr effektiv.
Ihr lauter Alarm bei Rauchentwicklung wird auch von höreingeschränkten Personen wahrgenommen.

**Fehlende Bereitschaft, Sicherheitsvorkehrungen zu treffen**
Trotz der Einfachheit vieler Sicherheitsvorkehrungen ist die Bereitschaft, diese umzusetzen oder zu veranlassen, oft gering. Meist wird das Älterwerden und das damit verbundene Passiv-Werden verdrängt.
Bei älteren Menschen ist häufig eine „Das zahlt sich nicht mehr aus"-Einstellung verbreitet.
Doch gerade bei ihnen besteht ein hohes Unfallrisiko. Fachmännische Beratung und die Unterstützung in der Entscheidung können sehr hilfreich sein.

### 3.2.2. Maßnahmen zur Unfallverhütung

**Stolperfallen eliminieren**
Gefahr Nummer eins im Haushalt ist das Stürzen. Die größten Stolperfallen sind Teppiche. Wenn die Kanten abstehen oder die Teppiche rutschen, ist das Risiko besonders groß. Teppiche sollten immer mit einer rutschfesten Unterlage versehen werden. Ideal wäre – nach Absprache mit der betreuten Person – sie überhaupt zu entfernen. Trittkanten und Bodenabstufungen sollte man farblich kennzeichnen.

**Eine solide Leiter benutzen**
Bücherstapel, wacklige Stühle, Fensterbretter oder ähnliche labile Steighilfen sind auf jeden Fall zu vermeiden. Benutzen Sie immer eine gute Leiter. Klapprige Leitern sind zu beseitigen. Eine gute Leiter ist stabil und steht auf rutschfesten Füßen. Es gibt Fensterputzgeräte mit langem Stiel, die das Fensterreinigen auch ohne Leiter ermöglichen.

**Rutschgefahr minimieren**
Handläufe an Treppen, Haltegriffe im Bad und rutschfeste Badewannenmatten sorgen nicht nur bei SeniorInnen für mehr

Sicherheit. Nasse (auch seifige) Stellen auf dem Boden sind sofort zu beseitigen. So wird die Rutschgefahr vermindert. Für die Trittsicherheit sind rutschfeste Hausschuhe besser als Socken. Wenn man Socken verwenden will, dann sollte man solche mit rutschfesten Gumminoppen auf der Sohle wählen.

**Die Treppe nicht zur Gefahrenquelle werden lassen**
Wichtig sind sichere Bedingungen im Treppenhaus. Dazu gehört vor allem eine gute Beleuchtung. Gegenstände wie Pflanzen oder Schuhe auf den Stufen können zu Stolperfallen werden.
Beim Tragen größerer Gegenstände sollte man darauf achten, dass die freie Sicht nicht verdeckt wird.

**Ordnung halten und sich Zeit nehmen**
Besen, Eimer, Bügelbrett, Staubsauger und Kabel sollte man nach Gebrauch wegräumen. In der Hektik wird man schnell unachtsam. Für langwierige Hausarbeiten (Fenster oder Küchenschränke putzen) sollte man sich genügend Zeit nehmen! Alle Gebrauchsgegenstände, die herumliegen, sind gefährliche Stolperfallen.

**Brandschutz und Giftschrank**
Brennende Kerzen und eine eingeschaltete Kochplatte sollten nie unbeaufsichtigt sein. Falls die betreute Person raucht, sollte man sie im Auge behalten; sie sollte auf keinen Fall in ihrem Bett rauchen. Wegen einer Vergiftungsgefahr empfiehlt es sich, alle Putzmittel, Medikamente oder Kosmetika in verschlossenen Schränken aufzubewahren. Bei der Arbeit mit Chemikalien (immer mit Handschuhen) sollte man vorher die Gebrauchsanleitung und die Warnhinweise durchlesen. Chemikalien gehören niemals in Getränkeflaschen oder in andere Lebensmittelbehälter!

**Die eigenen Kräfte richtig einschätzen**
Anstrengende Hausarbeiten wie etwa Fensterputzen oder Rasenmähen sollte man bei starker Müdigkeit unterlassen. In der Hektik besteht Verletzungsgefahr. Falls nötig, sollte man Hilfe in Anspruch nehmen.

**Beleuchtung und Hilfsmittel**
Räumlichkeiten, in denen sich die betreute Person aufhält und fortbewegt, sollten gut beleuchtet sein. In der Nacht kann ein Nachtlicht eine effiziente Sturzprophylaxe sein. Falls die betreute Person Hilfe braucht, sollte man anbieten, ein Rufsystem (Glocke, Tastenruf) anzuschaffen, mit dem sie sich bei Bedarf melden kann.

**Vorsicht mit elektrischen Geräten**
Elektrogeräte im Badezimmer können eine tödliche Gefahr darstellen! Solche Geräte sollte man immer nur in Abstand zu Dusche und zur Badewanne benutzen! Nach Gebrauch sollte man das Kabel immer von der Steckdose trennen!

**Umgang mit Haushaltsgegenständen**
Messer und Scheren sollten nie offen herumliegen. Besondere Vorsicht ist hier bei Personen mit Demenz geboten. Auch Feuerzeuge, Streichhölzer, Putzmittel, Alkohol, Medikamente und andere gefährliche Gegenstände sind wegzusperren. Griffe von Töpfen und Pfannen sollten niemals über den Rand des Herdes oder der Arbeitsplatte ragen. Es ist wichtig, auf Gefahrenstellen hinzuweisen und diese im Einvernehmen mit der betreuten Person zu reduzieren oder völlig zu beseitigen.

**Behandlung kleinerer Verletzungen**
In jeden Haushalt gehört eine Hausapotheke mit Verbandsmaterialien!

## 3.3. Verhalten im Notfall

Jemandem in einer plötzlichen Notlage Erste Hilfe zu leisten, ist nicht nur ein menschliches Bedürfnis, sondern sogar eine gesetzlich vorgeschriebene Pflicht. Daher ist es wichtig, sich mit dem Thema Hilfeleistung im Notfall auseinanderzusetzen.

Von BetreuerInnen darf erwartet werden, dass sie nicht nur in der täglichen Arbeit, sondern auch im Notfall kompetent agieren.

Der Ersthelfer/die Ersthelferin hat nicht die Aufgabe, eine Diagnose zu stellen. Deren Maßnahmen orientieren sich ausschließlich an den sogenannten Leitsymptomen, das heißt an den Krankheitszeichen, die sofort erkennbar sind. Wichtig ist das Erkennen des Notfalls, um darauf entsprechend reagieren zu können. Die meisten Notfälle, bei denen der Einsatz eines Ersthelfers/einer Ersthelferin erforderlich ist, resultieren aus Erkrankungen und Unfälle.

Daher ist es umso wichtiger, immer aufmerksam zu sein und Beobachtungen an einen Arzt oder eine Fachkraft weiter zu melden. Jegliche Veränderungen des Allgemeinzustandes, Auffälligkeiten im Verhalten und auch sonstige Beobachtungen, die rechtzeitig erkannt werden, können viele Notfälle verhindern. Notfälle können durch lebensbedrohliche Verletzungen, akute Erkrankungen und Vergiftungen ausgelöst werden.

Einzig eine „Verbindliche Patientenverfügung“ kann einen Ersthelfer/eine Ersthelferin von der Pflicht der Ersten Hilfe in einem Notfall entbinden. Falls die betreute Person eine schriftliche Patientenverfügung mit dem klaren Willen, im Notfall keine medizinische Hilfe zu akzeptieren, besitzt, muss dies mit der betreuten Person, den Angehörigen und dem Arzt/der Ärztin schon zu Betreuungsbeginn besprochen werden.

### 3.3.1. Vitalfunktionen

Von einem Notfall spricht man, wenn eine Person in Folge einer Verletzung oder eines akuten Krankheitszustandes eine massive Störung der vitalen Funktionen erleidet, oder eine solche Störung zu befürchten ist. Die Vitalfunktionen sind die für das Leben notwendigen Körperfunktionen.

**Wichtige Vitalfunktionen sind:**

- **Das Bewusstsein:** Es ist der Wachzustand, welcher unsere Wahrnehmung und Reaktion auf die Umwelt möglich macht. Bei einem nicht beeinträchtigten Bewusstseinszustand reagiert man adäquat auf Ansprache und Berührung.
- **Die Atmung:** Atmet die betroffene Person? Die Atmung ist für die Aufnahme von Sauerstoff und die Abgabe von Kohlendioxid lebensnotwendig.
- **Die Funktion von Herz und Kreislauf:** Die aufrechte Pumpfunktion des Herzens (Pulsschlag) ist für einen funktionierenden Blutkreislauf zur Versorgung der Organe mit Sauerstoff und Nährstoffen unbedingt lebensnotwendig.

**In einer Notfallsituation sind die ersten Schritte wichtig:**

- Zunächst muss man sich einen Überblick über die aktuelle Situation verschaffen – dabei ist jedoch auf den Selbstschutz zu achten! Was ist passiert? Wie ist der Zustand des/der Betroffenen? Ist eine sichere Versorgung möglich?
- Im Anschluss sollten die Vitalfunktionen überprüft werden.
- Dann den Notruf tätigen – 144, und Erste Hilfe leisten.

Wichtig ist, dass die Betreuungskraft bei der betreuten Person bleibt. Die Vitalzeichen, sprich die Atmung, der Herzkreislauf (Puls) und das Bewusstsein (Wachzustand), sollten laufend kontrolliert und beobachtet werden.

„Störungen der Atem- und Kreislauffunktion sind bereits nach kurzer Zeit kritisch, denn der menschliche Körper verfügt nur über sehr geringe Sauerstoffreserven. Sobald die Aufnahme oder der Transport von Sauerstoff zu den einzelnen Zellen unterbleibt, führen die daraus resultierenden Störungen zu lebensbedrohlichen Zuständen, und es besteht akute Lebensgefahr. Das Gehirn kann in der Regel nur 2 bis 3 Minuten ohne Sauerstoffzufuhr überleben, dann folgt der Zelluntergang." [1)]

### 3.3.2. Auffinden einer Person, Notfallcheck

Wenn zum Beispiel die betreute Person am Boden liegt und sich nicht bewegt, ist ein Notfallcheck durchzuführen. Dieser besteht aus mehreren Schritten:

- **Selbstschutz:** Gefahr durch Feuer, Strom oder Gas?
- **Ansprechen, Anfassen, Schütteln an den Schultern:** Die betroffene Person fragen: „WAS ist passiert?"
- **Notruf abgeben:** Telefonnummer **144** (Rettung/Notarzt)
- **Erste Hilfe leisten**
- **Mundhöhle inspizieren:** Es könnte eine Erstickungsgefahr gegeben sein
- **Atem- und Kreislaufkontrolle und Kontrolle des Bewusstseins**

### 3.3.3. Lebensrettende Sofortmaßnahmen

- die betroffene Person bei Bewusstlosigkeit in eine stabile Seitenlage bringen
- bei Atemstillstand und insuffizienter Atmung die Beatmung durchführen

[1)] Jedelsky, Elisabeth: Heimhilfe. Praxisleitfaden für die mobile Betreuung zuhause, 4. Auflage, Berlin, Heidelberg: Springer Verlag, 2006, Seite 72, Kapitel 11 - Grundlagen der Ersten Hilfe

- bei Herz-Kreislaufstillstand die Reanimation (Herzdruckmassage und Mund-zu-Mund-Beatmung) durchführen
- starke Blutungen stillen
- falls notwendig, erste Maßnahmen zur Schockbekämpfung

### 3.3.4. Notruf abgeben

**Wichtige Rufnummern:**

- Rettung/Notarzt: **144**
- Feuerwehr: **122**
- Europäischer Notruf: **112**
- Vergiftungszentrale: **01-406 43 43**

Wertvolle Sekunden gehen verloren, weil die Person, welche einen Notfall meldet, vor Aufregung wichtige Details vergisst. Ruhige Sachlichkeit ist wichtig. Jene Person, die den Notruf am Telefon in Empfang nimmt, arbeitet computerunterstützt und teilweise auch mit verschiedenen Checklisten. Sie stellt Fragen, die für den weiteren Ablauf wichtig sind. Die Notrufzentrale gibt auch Anweisungen für die Versorgung des Patienten bis zum Eintreffen des Notarztes bzw. der Rettung.
Nur die Notrufzentrale und nicht die Person, welche den Notruf abgibt, beendet den Anruf – und zwar erst zu dem Zeitpunkt, wenn alle Fragen beantwortet wurden.

**Als Richtlinien für die Meldung eines Notfalls beim Rettungsdienst dienen die fünf W:**

- **Wer? Wer ruft an?** – Name und Telefonnummer für einen eventuellen Rückruf
- **Wo?** Genaue Angabe des Notfallortes (Adresse der Betreuungsstelle!)

- **Was?** Kurze Darstellung: Krankheitszeichen, Art der Verletzung
- **Wie viele?** Anzahl der Verletzten/Erkrankten
- **Warten!!** Nicht auflegen, um weitere Rückfragen beantworten zu können

### 3.3.5. Wiederbelebung – Kardiopulmonale Reanimation

Bei einem Versagen von Herzkreislauf und Atmung zeigen sich folgende Leitsymptome:

- Bewusstlosigkeit
- Pulslosigkeit
- Atemstillstand
- Weite und vor allem lichtstarre Pupillen

**Für den Ersthelfer/die Ersthelferin gilt die ABC-Regel:**

**A = Atemwege freimachen:** Kopf nach hinten überstrecken, Überprüfung der Mundhöhle: auf Erbrochenes, Fremdkörper oder Zahnprothese achten

**B = Beatmen:** Mund-zu-Mund- oder Mund-zu-Nase-Beatmung oder auch mittels Beatmungsbeutel

**C = Herzdruckmassage:** harte Unterlage und flach lagern

**D = Drugs, Medikamente:** intravenöse Gabe (Arzt)

**E = Elektrotherapie:** Defibrillation (Arzt)

**Reanimations-Rhythmus bei einer Herzdruckmassage mit Beatmung:**

30 Mal Herzdruckmassage → 2 Mal Beatmung
→ 30 Mal Herzdruckmassage → usw.

## 3.4. Notfallsituationen im Betreuungsalltag

### 3.4.1. Kollaps

Ein Kollaps, eine Ohnmacht oder Synkope ist ein Zustand, in dem der/die Betroffene nicht mehr ansprechbar ist. Dies dauert meist nur ein paar Sekunden und ist selten lebensgefährlich. Dauert die Ohnmacht länger als ein bis zwei Minuten, handelt es sich bereits um den Zustand einer Bewusstlosigkeit, und es droht ein Notfall. In diesem Fall muss umgehend ein(e) Arzt/Rettung gerufen werden, denn eine längere Bewusstlosigkeit kann lebensbedrohlich sein.
Einem Kollaps gehen oft eine vermehrte Schweißneigung, Übelkeit, Schwindel, Blässe und eventuell auch Herzrasen voraus. Häufig berichten die Betroffenen auch von einem plötzlichen „Schwarz-Werden vor den Augen“.

**Mögliche Ursachen:**

- Herzrhythmusstörungen wie Vorhofflimmern oder Pulsabfall
- Kreislaufbeschwerden wegen niedrigem Blutdruck, oft auch verursacht durch ein zu hastiges Aufstehen aus einer liegenden Position
- Diabetiker: Hypoglykämie (Unterzuckerung)
- Flüssigkeitsmangel (Dehydration, Exsikkose)
- Überanstrengung

**Erste Maßnahmen:**

- falls möglich, die Beine hoch und den Kopf tief lagern
- Blutdruck und Puls kontrollieren
- bei Diabetikern den Blutzucker kontrollieren
- tritt keine Besserung auf, die betroffene Person in die stabile Seitenlagerung bringen und den Notruf abgeben

### 3.4.2. Unterzuckerung (Hypoglykämie)

Siehe dazu Diabetes mellitus, Kapitel 4.6.4. – Unterzuckerung (Hypoglykämie)

### 3.4.3. Überzuckerung (Hyperglykämie)

Siehe dazu Diabetes mellitus, Kapitel 4.6.5. – Überzuckerung (Hyperglykämie)

### 3.4.4. Atemnot – Dyspnoe

**Mögliche Ursachen:**
- Herzinsuffizienz
- schwere Bronchitis
- Pneumonie (Lungenentzündung)
- akuter Asthmaanfall
- Lungenembolie
- Aspiration
- Pneumothorax
- Kopfverletzungen

**Häufige Symptome:**
- erschwerte Atmung
- Lufthunger
- Kurzatmigkeit
- Beklemmungsgefühl
- Todesangst
- Zyanose (Blaufärbung)

**Erste Maßnahmen:**
Es ist wichtig, den/die Betroffene(n) zu beruhigen und mit ihm/ihr zu sprechen; ihn/sie auf keinen Fall allein lassen; den

Oberkörper hoch lagern, für frische Luft sorgen und unter Umständen Sauerstoff anhängen (nur nach ärztlicher Anordnung). Falls Atemwegsbehinderungen vorliegen (z.B. Zahnprothesen), diese beseitigen. Wichtig: Immer die Vitalzeichen beachten!

### 3.4.5. Atemstillstand

Die Überprüfung, ob ein Atemstillstand besteht, kann mit folgender Regel durchgeführt werden: **Sehen, Hören und Fühlen.** Diese Vorgänge sollen nicht viel länger als 10 Sekunden dauern.

**Sehen:** zunächst feststellen, ob sich der Brustkorb hebt und senkt

**Hören:** das Ohr über Mund und Nase des Betroffenen legen und hören, ob Atemgeräusche vorhanden sind

**Fühlen:** mit der Wange und dem angelegten Ohr prüfen, ob ein Luftstrom des Betroffenen fühlbar ist

**Erste Maßnahme:**
Mit einer Mund-zu-Mund-Beatmung beginnen und eine(n) Arzt/Rettung rufen
Bei einem Atemstillstand droht unmittelbar die Gefahr eines Herzstillstandes!

### 3.4.6. Akute Vergiftung

Bei jeder akuten Vergiftung kann es sich um einen lebensbedrohlichen Notfall handeln. Daher sollte auf jeden Fall frühestmöglich ein Arzt kontaktiert werden. Ob bleibende Schäden an einzelnen Organen oder am gesamten Organismus zu befürchten sind, hängt von der jeweiligen Substanz ab.

**Mögliche Ursachen:**

- Überdosierung mit Medikamenten, Alkohol oder Drogen
- Lebensmittelvergiftung (z.B. giftige Pilze)
- Vergiftungen mit Kontaktgiften wie Putzmittel, Chemikalien (Fleckenentferner, Quecksilber, usw.)
- Vergiftung mit gasförmigen Stoffen

**Häufige Symptome:**

- plötzliche Übelkeit, Erbrechen, Durchfall
- Bauchschmerzen, Kopfschmerzen, Schwindel
- Erregungszustand oder Teilnahmslosigkeit (Apathie)
- Herzrhythmusstörungen
- Bewusstseins- bzw. Wesensveränderung
- Kreislaufversagen bis hin zur Bewusstlosigkeit

**Erste Maßnahmen:**

Zunächst sollte sich der Helfer nicht selbst in Gefahr bringen. Sofort den Notruf 144 wählen. Die Vergiftungszentrale unter 01-406 43 43 gibt Auskunft, was als erstes getan werden kann, wie z.B.:

- regelmäßige Kontrolle des Bewusstseins, der Atmung und des Pulses
- in kleinen Schlucken Wasser oder Tee trinken lassen
- Bei Vergiftungen durch Säuren, Laugen oder Schaumbildner (Spülmittel) darf man keinesfalls Erbrechen herbeiführen, da die Gefahr besteht, dass flüssige oder feste Stoffe in die Atemwege eindringen (Aspiration).
- bei Überdosierungen mit Schlaftabletten und Drogen die bewusste und ansprechbare Person möglichst wachhalten
- bei Verätzungen der Haut: Kleider entfernen, die Haut, wenn möglich, mit Wasser spülen

- bei Verätzungen über den Mund: Im Zweifelsfall nichts zu trinken geben!
- bei Augenkontakt mit Gift: Betroffenes Auge mindestens 10 Minuten unter fließendem Wasser spülen!
- vorhandene Giftreste sowie Körperausscheidungen (z. B. Erbrochenes) zur eventuellen Abgabe in der Arztpraxis oder im Krankenhaus aufbewahren
- bewusstlose(n) Patienten/Patientin in stabile Seitenlage bringen
- Atmung und Vitalzeichen kontrollieren

### 3.4.7. Schlaganfall (Apoplexie, Hirnblutung, Hirninfarkt, Hirnschlag)

**Häufige Symptome:**
- Bewusstseinsstörungen bis zum Koma
- Lähmungen (klassisch: Halbseitenlähmung), eventuell mit Herabhängen des Mundwinkels, Taubheitsgefühle
- Sprachstörungen, Schluckstörungen, Sehstörungen (Doppelbilder)
- Koordinationsschwierigkeiten der Hände
- Drehschwindel
- Kopfschmerzen (selten)

**Erste Maßnahmen:**
Im Notfall muss immer schnell gehandelt werden. Man sollte rasch den Notarzt/die Notärztin rufen und die Symptome schildern.
Der/die Betroffene muss beruhigt werden, und die Atemwege sind frei zu halten. Den Oberkörper hoch lagern!
Ist die Person bewusstlos, muss sie in eine stabile Seitenlage gebracht werden.

## 3.4.8. Wunden/Blutungen

**Mögliche Ursachen:**
- Schnittverletzungen
- Platzwunden nach einem Sturz
- spontanes Aufplatzen der Haut bei betagteren Personen

**Erste Maßnahmen:**
- Bei oberflächlichen Wunden genügt die Abdeckung mit einem sterilen Wundverband.
- Blutet es durch den Verband, muss man den entsprechenden Körperteil hochlegen und einen Druckverband anlegen.
- bei extrem starken Blutungen die Blutzufuhr an der versorgenden Schlagader abdrücken und einen Notruf absetzen

Bei der Wundversorgung darf man auf keinen Fall die Wunden berühren und auswaschen. Auch eigenmächtiges Behandeln mit Puder, Salben und Sprays ist zu unterlassen.
Eventuelle Fremdkörper sollte man nicht entfernen.
Für die Planung der laufenden Wundbehandlung ist unbedingt eine Pflegefachkraft oder ein Arzt hinzuzuziehen.

## 3.4.9. Verbrennungen/Verbrühungen

Als Folge von Seh-, Gefühls- u. Bewegungsbeeinträchtigungen sowie aufgrund von Vergesslichkeit ist ein alter Mensch für solche Unfälle besonders gefährdet.
Mögliche Gefahrenquellen sind zum Beispiel ein angeheizter Elektroherd oder Heizofen, heißes Wasser (oft in einer Bettflasche), ein heißes Bügeleisen, usw.

**Es gibt fünf Verbrennungsgrade:**
**Grad I:** schmerzhafte Rötung, Spannungsgefühl, Berührungsempfindlichkeit, Heilung ohne Narben nach einigen Tagen

**Grad II a:** Blasenbildung, lokale Rötung, nasser und gut durchbluteter Wundgrund, starke Schmerzen, Blutungsneigung, Heilung ohne Narben innerhalb von wenigen Tagen

**Grad II b:** prall gefüllte und eventuell auch bereits aufgeplatzte Blasen, feuchter und schlecht durchbluteter Wundgrund, mäßige Schmerzen, Ausheilung mit Narben

**Grad III:** alle Hautschichten betroffen, weiß-bräunliche, trockene Oberfläche, Kapillaren tiefblau, keine Schmerzempfindung, Abheilung mit Narben

**Grad IV:** Verkohlung, alle Hautstrukturen und Gewebe wie Muskeln und Sehnen bis zu den Knochen sind betroffen. keine Schmerzempfindung

**Erste Maßnahmen:**

- Falls es leicht möglich ist, sollte man die Kleidungsstücke aus dem Bereich entfernen.
- bei Grad I und II die verletzte Stelle ca. 15 Minuten unter fließendes, kaltes Wasser halten
- Entstandene Blasen dürfen nicht geöffnet werden.
- Wie in anderen Notfällen sollte der Betroffene zunächst beruhigt werden.
- falls erforderlich, den Notarzt rufen, Vitalzeichen kontrollieren und bei Bedarf einen drohenden Schock bekämpfen

### 3.4.10. Schock – Kreislaufschock

**Man unterscheidet vier Arten:**

- Volumenmangelschock durch Blut- oder Flüssigkeitsverlust (Erbrechen, Diarrhoe)
- Kardiogener Schock durch Pumpschwäche des Herzens, z.B. bei Herzinfarkt

- Septischer Schock im Rahmen einer schweren bakteriellen Allgemeininfektion = Sepsis
- Anaphylaktischer Schock durch eine schwere allergische Reaktion, z.B. auf Medikamente oder Insektengifte

Befindet sich jemand in einem beginnenden Schockzustand, besteht dringender Handlungsbedarf!
Es besteht die Gefahr der Bewusstlosigkeit bis hin zu einem drohenden Organversagen mit Atem- und Herzstillstand.

**Häufige Symptome:**
- blasse, feuchte, kühle Haut
- Blutdruckabfall
- beschleunigter Puls
- flache, schnelle Atmung, eventuell Kurzatmigkeit
- Kältegefühl
- Bewusstseinstrübung
- eventuell bläuliche Verfärbung der Haut (Zyanose)

**Erste Maßnahmen:**
- sofort den Notarzt/Rettung rufen!
- die betroffene Person in eine Schocklagerung bringen
  → Oberkörper flach, Beine erhöht
- handelt es sich um einen kardiogenen Schock (Pumpversagen des Herzens), muss der Oberkörper zur Herzentlastung aufrecht gelagert werden
- sind bei Bewusstlosigkeit Puls und Atmung noch vorhanden, den Betroffenen in eine stabile Seitenlage bringen.
- immer wieder die Vitalzeichen kontrollieren!
- Zur Beruhigung der Person sollte man bei ihr bleiben, sie vor Wärmeverlust schützen, jedoch beengende Kleidung öffnen.
- falls möglich, schockauslösende Faktoren behandeln, zum Beispiel eine bestehende Blutung stillen

## 3.5. Fragen

- Nennen Sie mindestens vier Regeln, die für die Umsetzung der Arbeitsergonomie im Betreuungsalltag wichtig sind!
- Nennen Sie wichtige Maßnahmen zur Unfallverhütung im Betreuungsalltag!
- Was sind die wichtigsten Schritte bei einem Notfall?
- Wie wird ein Notruf richtig abgesetzt (5 W-Regel)?

## Quellen und weiterführende Literatur:

**Samariterbund Österreich:**
Erste Hilfe. Handlungsleitlinien und Verhalten für den Notfall
1. Auflage, Wien: FVH Forum Verlag Herkert GmbH, 2008

**Jedelsky, Elisabeth:**
Heimhilfe. Praxisleitfaden für die mobile Betreuung zuhause
4. Auflage, Berlin, Heidelberg: Springer Verlag, 2006

https://www.altenpflegeschueler.de/pflege/notfallsituationen-in-der-pflege
November 2018

http://www.heartcom.de/erste-hilfe-fuer-pflegekraefte
November 2018

# 4. Veränderungen und Erkrankungen im Alter

**Beiträge von Peter Fleissner, Sandra Fugger, Boris Sidorenko und Johann Wolf**

# 4. Veränderungen und Erkrankungen im Alter

## 4.1. Demenz

### 4.1.1. Krankheitsbild

Die Demenz ist eine fortschreitende Hirnleistungsschwäche, die sich in einer Beeinträchtigung des täglichen Lebens niederschlägt.

**Schweregrade der Demenz und Verlauf**
In durchschnittlich sieben Jahren entwickelt sich aus einer leichten, eine mittlere und schließlich eine schwere Demenz, die leider bisher nicht heilbar ist und schließlich zum Tod führt. Jeder Demenzverlauf ist anders, die Übergänge sind fließend, jedoch gibt die Beschreibung der Schweregrade einen Anhaltspunkt, was man am Betroffenen beobachten kann bzw. wie sich diese Krankheit äußert.

**Leichte Demenz:**

- Vergesslichkeit (Merkfähigkeit beeinträchtigt) über das normale Maß hinaus; Verlegen und Suchen von Gegenständen
- Probleme mit dem Kurzzeitgedächtnis; kurzfristige Vereinbarungen und Ereignisse (wie das Mittagessen) werden nicht gespeichert – lange zurückliegende Erlebnisse sind in guter Erinnerung.
- zeitliche und örtliche Orientierungsprobleme; soziale Aktivitäten und Arbeit sind beeinträchtigt.
- Interessen und Hobbies nehmen ab.

- Probleme bei komplexeren Aufgaben (wie beispielsweise Reisen an einen neuen Ort, Finanzen, Buchhaltung, Einkaufen)
- Verleugnen oder nicht Realisieren von Defiziten; Betroffene können mit depressiver, aber auch mit aggressiver Stimmung oder mit Gereiztheit und Unruhe reagieren. Eventuell Entwicklung von Wahnvorstellungen, einhergehend mit Beschuldigungen der Umgebung

**Mittelschwere Demenz:**
- Desorientierung betreffend Zeit und Ort
- Die Tageszeit wird falsch wahrgenommen, Wochentage geraten durcheinander. Das aktuelle Datum und das Jahr können nicht mehr benannt werden.
- Der gewohnte Weg ins Geschäft, zum Arzt, zum Bäcker wird fremd, der Weg nach Hause wird zum Problem. Die Person findet sich in der eigenen Wohnung nicht mehr zurecht, findet das WC nicht mehr.
- Beeinträchtigung des Langzeitgedächtnisses (Verlust von Erinnerungen an relevante Aspekte des eigenen Lebens)
- Probleme bei der adäquaten Auswahl der Kleidung, der Entscheidung zur Körperpflege, der Ernährung (beginnende Selbstfürsorge-Defizite). Hilfestellung bei der Durchführung gewohnter Handlungsabläufe ist notwendig.
- vermehrte Störungen des Erlebens, Befindens und Verhaltens (Angst, Unruhe, Verfolgungsideen, Zwangshandlungen, Aggression, Apathie …)
- Betroffene suchen Bekanntes, Anhaltspunkte, an denen sie ihr Handeln ausrichten können.

**Schwere Demenz:**
- lückenhafte Erinnerung an die eigene Vergangenheit
- Verkennen von nahestehenden Personen: Betroffene kennen z.B. die eigenen Kinder nicht mehr, können Funktion und

Position von bekannten Menschen nicht mehr zuordnen (Betreuerin, Hausarzt, Postbote).
- Die Person weiß nicht, warum sie sich an einem bestimmten Ort aufhält (z.B. Familienfeier), will nach Hause, denn sie glaubt, dass sie dort, wo sie wohnt, nur auf Besuch ist. Er/sie kann Gebrauchsgegenstände nicht bestimmen und benutzen (Zahnbürste, Kochlöffel).
- Ankleiden und Körperpflege ohne Personenhilfe sind nicht mehr möglich.
- Harn- und Stuhlinkontinenz
- Verlust des Sprechvermögens, der Gehfähigkeit, der Fähigkeit zum Sitzen bis hin zur Bettlägerigkeit
- massive Persönlichkeitsveränderungen, Störungen des Erlebens, Befindens und Verhaltens

### 4.1.2. Unterstützung und Hilfestellung in der Betreuung

Für Personen, die an Demenz erkrankt sind, ist es sehr wertvoll, wenn sie in ihrer gewohnten Umgebung bleiben, und mit Unterstützung und Hilfestellung möglichst lange noch ihr gewohntes Leben fortsetzen können.
Demenz ist sehr häufig der Grund dafür, dass Menschen eine 24-Stunden-Betreuung benötigen.
In diesem Abschnitt werden Hinweise und Anregungen gegeben, in welcher Weise die Betreuung zur Lebensqualität beitragen kann.
Auf Grund des Verlaufes der Krankheit benötigen Betroffene mehr und mehr Unterstützung und Hilfestellung bei den täglichen Abläufen. Hinzu kommt, dass sie auf Grund des Verlustes der kognitiven Fähigkeiten selbst nicht mehr die erforderlichen Entscheidungen treffen können. Trotzdem ist es wichtig, sie als Mensch sehr ernst zu nehmen, sie in alle

Entscheidungen und Tätigkeiten mit einzubeziehen. Man sollte nicht ihre Defizite in den Mittelpunkt stellen, sondern ihnen helfen, ein Leben ihrer Biografie und ihren bisherigen Gewohnheiten entsprechend, so gut es geht, weiterführen zu können.

**Hier einige Anregungen für den Betreuungsalltag, die das Leben mit Demenz erleichtern können:**

- für strukturierten Tagesablauf sorgen, Beschäftigungs- und Aktivierungsangebote regelmäßig in den Tagesablauf einbauen, aber auch darauf achten, dass es nicht zu einer Reizüberflutung kommt
- motorische Fähigkeiten erhalten und fördern – durch Mithilfe bei der Essensvorbereitung, z.B. Gemüse waschen und schneiden, Tisch decken, Besteck polieren, Servietten falten
- An- und Auskleiden immer in derselben Reihenfolge – das gibt Sicherheit und erhält eine gewisse Selbstständigkeit
- Realitätsorientierung im Tageslauf fördern: Kalender mit großem Datum, eventuell jeden Tag ein Blatt zum Abreißen. Monatsübersicht, wo Termine eingetragen werden, z.B. Besuche, Friseur, Geburtstage, Betreuerwechsel
- beim Spaziergang oder dem Blick aus dem Fenster das Wetter und die Jahreszeit besprechen
- Bei Hilfestellung auf Gewohnheiten achten, sei es beim Essen, bei der Kleidung, bei der Körperpflege. Nicht jeder mag duschen und baden, die Teilwäsche mit Waschlappen wird oft bevorzugt.
- Bei der Hautpflege auf die Biografie Rücksicht nehmen – ein Bergbauer wird es nicht schätzen, wenn er von Kopf bis Fuß eingecremt wird. Partielle Hautpflege wird oft besser akzeptiert – heute die Hände, morgen die Füße, vor dem Schlafengehen den Rücken. Eine gepflegte Dame wird jedoch das „Wellness-Programm" schätzen. Hierzu sollte man animieren und anleiten, nur wo nötig unterstützen oder übernehmen.

- auf frühere Arbeit eingehen – was war zu welcher Jahreszeit zu tun? Feste und Aktivitäten im Jahreslauf besprechen und gestalten
- Aktivitäten mit Musik und Liedern verbinden (Radio, CD, selbst singen, tanzen)
- Jede Form der Bewegung, und sei sie noch so klein, ist wertvoll. Sie fördert das Wohlbefinden, die Koordination, die Muskelkraft, die Ausdauer und das Balancegefühl.
- Schlafen und Ruhen: Auch hier ist es wichtig, die Biografie zu kennen. Mag die Person gerne einen kühlen Raum oder muss es kuschelig warm sein, muss es dunkel sein oder sollte ein kleines Licht brennen, soll die Decke federleicht sein oder beruhigt es die Person, wenn sie den Druck der Decke spürt, braucht die Person beim Einschlafen Nähe (Hand halten oder auf die Schulter legen)? Ein Stofftier im Arm vermittelt Geborgenheit, ebenso ein Wärmekissen. Soll es leise sein oder beruhigt leise Musik?
- auf regelmäßige Medikamenteneinnahme achten
- zum Trinken von Wasser, Mineralwasser, Tee, Saft animieren, in kleinen Mengen, aus einem vertrauten Gefäß, wenn nötig Schnabelbecher oder Trinkhalm, oder auch aus kleiner Trinkflasche
- bei Schluckstörungen – Flüssigkeit eindicken, eventuell mit einem Löffel reichen

### 4.1.3. Auffälligkeiten, die an eine Fachkraft zu melden sind

- Reaktion auf Medikamenteneinnahme bzw. auf Veränderung der Medikation
- starke Veränderungen im Verhalten (treten Halluzinationen, Panikattacken usw. auf)
- Veränderung der Vitalwerte

## Quellen und weiterführende Literatur:

**Feil, Naomi, de Klerk-Rubin, Vicki:**
Validation. Ein Weg zum Verständnis verwirrter alter Menschen
11. Auflage, München: Ernst Reinhardt Verlag, 2017

**Köther, I., Gnamm, E.:**
Altenpflege in Ausbildung und Praxis
4. Auflage, Stuttgart, New York: Georg Thieme Verlag, 2000

**Schäffler, A., Menche, N.:**
Pflege heute
München, Jena: Urban & Fischer, 2000

**Wurlitzer, G.:**
Altenpflege konkret. Gesundheits- und Krankheitslehre
München: Urban & Fischer, 1999

https://broschuerenservice.sozialministerium.at/Home/Download?publicationId=277
November 2018

## 4.2. Parkinson

Morbus Parkinson ist eine der bekanntesten und häufigsten Erkrankungen des Nervensystems. Ihren Namen verdankt sie dem britischen Naturwissenschaftler James Parkinson, der die typischen Symptome Anfang des 19. Jahrhunderts als erster ausführlich beschrieb. Einige Jahre später wurde die Erkrankung schließlich nach ihrem Entdecker benannt.

Wenn man mit einem Fahrrad fahren will, so benötigt man die Pedale und die Bremse. Mit beiden Mitteln dosiert man die Geschwindigkeit. Fehlt die Bremse, gerät die Steuerung der Geschwindigkeit außer Kontrolle.
Genauso verhält es sich mit der Bewegung: Wir benötigen Muskeln, die den Arm strecken, aber dabei gleichzeitig auch bremsen. Dann verläuft die Bewegung koordiniert und dosiert. Für diese Dosierung stellt der Körper Dopamin her.
Das im Kindesalter häufig zu viel produzierte Hormon, das bei Kindern zu ständigem Bewegungsdrang führt, wird im Alter in zu geringem Maße freigesetzt.
Die Ursachen für das Parkinson Syndrom sind nicht vollständig geklärt. Zugrunde liegt der Krankheit ein Mangel an Dopamin, ausgelöst durch das Absterben der Neurotransmitterzellen, die diesen Botenstoff produzieren. Da Dopamin eine zentrale Rolle für die Zellkommunikation spielt, kommt es in der Folge zu gravierenden Störungen, die sich vor allem in der Motorik der Betroffenen bemerkbar machen.

### 4.2.1. Krankheitsbild

Parkinson zeichnet sich durch eine Vielzahl an Symptomen aus. Diese sind je nach Einzelfall unterschiedlich ausgeprägt. Zu den wichtigsten gehören:

- **Bradykinese:** Sie beschreibt die Verlangsamung der Bewegungen des Patienten und zeigt sich oft bereits im Frühstadium der Krankheit.
- **Rigor:** Versteifungen von Muskeln sind ebenfalls ein typisches Symptom von Parkinson. Der Rigor betrifft häufig zuerst Beine und Nacken, später auch weitere Bereiche wie Gesichtsmuskeln und Hände. Er führt zu einem unsicheren Gang, maskenähnlichen, steifen Gesichtszügen und Deformationen der Hände

- **Tremor:** Oft beginnt Parkinson mit einem gelegentlichen Zittern (Tremor) an einem oder mehreren Fingern. Später dehnt sich dieses häufig auf den ganzen Arm, den Kopf und die Füße aus.
- **Sprachbehinderung:** Durch steife Gesichtsmuskeln und eine Beeinträchtigung der Kontrolle von Motorik und Atmung haben viele Parkinson-Patienten Sprachschwierigkeiten, die sich zum Beispiel in einer monoton-leisen und oft verwaschenen Stimme äußern.

Neben diesen Hauptsymptomen leiden von Parkinson Betroffene häufig an einer Vielzahl weiterer Beeinträchtigungen. Viele davon wurden lange nicht als Bestandteil der Krankheit erkannt.

**Dazu gehören:**
- Psychische Störungen (unter anderem Depressionen)
- Auswirkungen auf Sehvermögen und Geruchssinn
- übermäßiges Schwitzen, Krämpfe und Brennen in den Beinen
- Ticks und Spasmen
- Verstopfung

Beinahe 30 Prozent aller Parkinson-Patienten erkranken zudem an einer Demenz.

### 4.2.2. Unterstützung und Hilfestellung in der Betreuung

Gewöhnlich wird auf eine medikamentöse Behandlung, welche die wichtigste Säule der Therapie darstellt, zurückgegriffen.
Das fehlende Dopamin wird durch die medikamentöse Therapie ersetzt. Die Wirkung hält nur wenige Stunden an, daher müssen die Medikamente mehrmals täglich und genau nach Plan eingenommen werden.
Eine Überdosierung führt zu Halluzinationen.

Weiters gibt es Wirkstoffe, damit das Dopamin besser aufgenommen, die Wirkung verbessert und nicht zu schnell abgebaut wird. Daher muss oft eine Vielzahl an Tabletten eingenommen werden (Madopar, Sifrol, PK Merz).
In seltenen Fällen wird auch ein „Hirnschrittmacher" eingesetzt.

**Was in der Betreuung bei Parkinsonpatienten besonders zu beachten ist:**

- auf exakte Einhaltung der Einnahmeintervalle der Parkinson-Medikamente achten; regelmäßige Geh-, Gleichgewichts- und Koordinationsübungen (Drehen im Bett, Aufstehen und Niedersetzen auf Stuhl)
- Üben der Feinmotorik (Ergotherapie)
- Schluck- und Sprachübungen (Logopädie)
- Durch die flache Atmung sind die Patienten anfällig für Lungenentzündungen. Daher Erkältungen so gut wie möglich vorbeugen!
- Die Bewegungsabläufe werden immer langsamer. Das Antreiben führt zum Gegenteil! Bitte Zeit geben! Vor allem beim Gehen Zeit und Geduld mitbringen. Es besteht erhöhte Sturzgefahr aufgrund von Koordinationsstörungen, daher gutes Schuhwerk, geeignete Kleidung und Gehhilfen verwenden!
- bei Gehübungen Takt vorgeben: „Eins und zwei und SCHRITT!"
- auch beim Essen: ausgewogene und mundgerechte Nahrung, homogene Aufbereitung wegen erhöhter Gefahr des Verschluckens!
- Verwenden von Antirutschunterlagen, gut greifbarem Besteck bzw. Trinkgeschirr

- ausreichende Flüssigkeitszufuhr (vormittags mehr als nachmittags, am Abend nur noch mäßig)
- Vermeiden aller Stolperfallen, ausreichende Beleuchtung – Sicherheit vermitteln!
- bei Inkontinenz Anlegen der richtigen(!) Inkontinenzartikel
- Menschen mit Parkinson wirken durch ihr Wesen und die leise Stimme eingeschränkt. Der Verstand ist jedoch noch lange intakt. Bitte keine Fehlinterpretation! Würdevoller Umgang!
- beim Sprechen Geduld signalisieren, nicht ins Wort fallen, Blickkontakt halten
- wegen vermehrtem Schwitzen und Talgproduktion regelmäßige Körperpflege (Haltegriffe, Duschstuhl, warme Raumtemperatur)

### 4.2.3. Beobachtungen, die an eine Fachkraft zu melden sind

**Wenn:**

- die betreute Person ihre Medikamente nicht pünktlich einnimmt oder ablehnt
- sich die Atmung verschlechtert
- die Beweglichkeit nachlässt (Muskeln werden steifer)
- sich Schluckstörungen häufen
- die betreute Person längere Zeit im Bett bleibt (Gefahr für Lungenentzündung)
- die Psyche sich verändert (Depression)
- die betreute Person verwirrt wirkt
- Halluzinationen auftreten
- eine Verstopfung vorliegt
- sich das Sehvermögen verschlechtert
- die Vitalzeichen außerhalb der Normalwerte sind

## 4.3. Schlaganfall

### 4.3.1. Krankheitsbild

**Wodurch entsteht der Schlaganfall, die Apoplexie?**
Ein bestimmtes Areal im Gehirn wird nicht mehr durchblutet und nicht mit Sauerstoff, mit Nährstoffen versorgt. Es verliert dadurch seine Funktion. Das kann großräumig der Fall sein, es können auch nur kleine Bereiche betroffen sein. Je größer der betroffene Bereich ist, umso mehr Schaden nimmt der Patient. Es kann auch der Fall sein, dass ein Gefäß platzt. Das Blut tritt im Gehirn aus, verdrängt Hirnmasse und stört die Funktion der Gehirnzellen. Im schlimmsten Fall entsteht wiederum ein irreversibles Defizit. Die Ausfallserscheinungen sind dieselben wie bei unterversorgten Gehirnzellen.

**Risikofaktoren**
Bluthochdruck, Übergewicht, Bewegungsmangel, schlechte Ernährung, Rauchen, Alkohol, Diabetes, Flüssigkeitsmangel: Alles was den Blutgefäßen schadet, schadet auch den kleinen Gefäßen im Gehirn.

**Was kann man beobachten?**
Für einen Schlaganfall ist es charakteristisch, dass die Symptome „schlagartig" einsetzen.

**Kopfschmerzen:** Meist klagen Schlaganfallpatienten über starke, stechende Kopfschmerzen und Schwindel.

**Sprachstörungen:** Der Betroffene hat Schwierigkeiten, deutlich zu sprechen. Er lallt, als hätte er einen Knödel im Mund.
Bei Aufforderung, die Zunge herauszustrecken, lässt sich feststellen, dass er die Zunge nicht gerade herausstrecken kann.

**Schluckstörungen:** Der Betroffene kann den Mund nicht richtig schließen. Speichel oder die Nahrung rinnen heraus.

**Sehstörungen:** Manche Betroffene beklagen sich über Sehstörungen. Sie sehen alles schwarz oder haben Flecken im Sichtfeld. Manche Patienten haben ein eingeschränktes Gesichtsfeld und sehen nur „halbe" Bilder und meist seitlich nichts, manche sehen Doppelbilder.

**Lähmungen:** Plötzlich ist das Gesicht einseitig gelähmt. Ein Mundwinkel hängt nach unten, ein Auge lässt sich nicht mehr schließen oder ein Arm oder auch ein Bein lassen sich nicht mehr bewegen. Die Defizite sind meist auf eine Körperhälfte beschränkt.

**Welche Maßnahmen sind zu ergreifen, wenn eines oder mehrere dieser genannten Symptome auftreten:**

- Den Betroffenen zunächst in eine sichere Position bringen, hinsetzen oder ins Bett legen und dann die Rettung bzw. den Notarzt rufen (144). Es geht um Zeit!
- Schon am Telefon die Vermutung aussprechen, dass es ein Schlaganfall sein könnte. Bis zum Eintreffen der Rettung muss man beim Patienten bleiben, ihn beruhigen, Sicherheit vermitteln!

**Warum spielt der Zeitfaktor eine so wichtige Rolle?**

Im Krankenhaus wird ein CT gemacht. Es werden die genaue Ursache fest- und die Diagnose gestellt und dann kann die entsprechende Therapie beginnen.

Von diesen Maßnahmen hängt die spätere Lebensqualität ab. Es geht darum, ob es bleibende Folgeschäden gibt oder ob man durch gezielte und rechtzeitige Therapie im besten Fall eine vollständige Genesung erreichen kann.

## 4.3.2. Unterstützung und Hilfestellung in der Betreuung

Je nach Schweregrad des Schlaganfalles kann eine betreute Person einen unterschiedlichen Betreuungs- oder Pflegebedarf haben. Ein Schlaganfallpatient ist in der Regel meist schwer eingeschränkt.

**Folgende Betreuungs- und Pflegeaufgaben sind zu bedenken:**

- Es ist wichtig, dass das Pflegebett so steht, dass es von allen Seiten gut zugänglich ist.
- alle Aktivitäten und Betreuungsaufgaben immer über die kranke Seite ausüben. Der Besuch setzt sich auf die kranke Seite. Alles, was auf einem Nachttisch bereitsteht, sollte auf der kranken Seite stehen, damit man mit der gesunden Hand hinlangen kann und die kranke Seite mehr wahrgenommen wird.
- Die Lagerung ist sehr wichtig, denn die halbseitig oder mehrfach gelähmten Menschen entwickeln sehr rasch einen Dekubitus. Oft spüren sie es gar nicht, oder sie können sich nicht äußern. Gefährdet sind auch die Ohren und die Fersen.
- beim Anziehen zuerst die gelähmte Seite bekleiden; beim Ausziehen geht man in umgekehrter Reihenfolge vor: zuerst die gesunde, dann die betroffene Seite.
- Bei Schluckstörungen wird die betreute Person optimaler Weise von einer Logopädin/einem Logopäden begleitet.
  Oft dürfen Flüssigkeiten nur in eingedickter Konsistenz verabreicht werden. Beim Essen und Trinken sollte der Betroffene möglichst aufrecht sitzen.
- ÄrztInnen, LogopädInnen, PhysiotherapeutInnen, ErgotherapeutInnen und Fachpflegekräfte sind Berufsgruppen, welche meist für eine optimale Versorgung von Schlaganfallpatienten herangezogen werden müssen.
  Als PersonenbetreuerIn ist es wichtig, mit allen Fachkräften gut zu kommunizieren und zusammenzuarbeiten.

## 4.4. Lungenerkrankungen

Über die Atmung erfolgt die Aufnahme von Sauerstoff, welcher in den Zellen verwertet wird, und die Abgabe von Kohlendioxid und Wasser, welche als Abfallprodukte in den Zellen anfallen. Der Mensch atmet in Ruhe 12 bis 16 Mal pro Minute, dabei werden circa 5 bis 6 Liter Luft ein- und ausgeatmet. Das bedeutet, dass pro Atemzug bis zu 500 ccm eingeatmet und auch wieder ausgeatmet werden.
Die Atmung ist unerlässlich für die Aufrechterhaltung des Lebens. Drei Minuten ohne Sauerstoff können bereits schwere Hirnschäden verursachen. Zum Atemsystem gehören Mund- und Nasenhöhle, Rachen, Kehlkopf, Luftröhre, Bronchien, Lungenbläschen, Lungengewebe.

### 4.4.1. Krankheitsbilder

#### 4.4.1.1. Akute Bronchitis

Dabei handelt es sich um eine Entzündung der Schleimhaut in den Bronchien. Sie kann akut oder chronisch sein. Die Ursachen sind meist Viren oder fallweise auch Bakterien.

**Typische Symptome sind:**

- Husten, meistens mit Auswurf von zähem Sekret
- Schmerzen beim Husten, vermehrte Schleimproduktion
- häufig ein begleitender, fiebriger Infekt

Das Befeuchten der Atemluft, der Verzicht aufs Rauchen und viel trinken unterstützen die ärztlich angeordnete Therapie. Von einer chronischen Bronchitis spricht man, wenn der Husten und Auswurf über einen Zeitraum von mindestens drei Monate bestehen. Die Betroffenen haben oft mehrmals im Jahr eine Bronchitis.

Die Folge einer chronischen Form der Bronchitis ist häufig eine COPD (= Chronic Obstructive Pulmonary Disease).
**Symptome einer COPD:** Atemnot bereits bei geringen Belastungen, Keuchen, die Lippen verfärben sich bläulich.
Man spricht von den „AHA"-Symptomen (Atmung, Husten und Atemnot).

Die penible Einhaltung der ärztlich angeordneten Therapie kann das Krankheitsgeschehen verzögern bzw. die Lebensqualität verbessern, aber nicht heilen.
In den meisten Fällen müssen die Betroffenen ein Dosieraerosol (Lungenspray) verwenden. Die Betreuungskraft sollte die betreute Person bei den verordneten Inhalationstherapien unterstützen. Regelmäßiges Lüften und das Anfeuchten der Atemluft tragen zu einer verbesserten Atmung bei.
Die Behandlung erfolgt idealerweise durch den Facharzt/die Fachärztin.

### 4.4.1.2. Asthma bronchiale

Chronische Entzündungen der Atemwege führen zur Verengung (Obstruktion) der Bronchien und in weiterer Folge zu einer Überblähung der Lungenbläschen (Alveolen).
Bei entsprechend veranlagten Personen (mit überempfindlichem Bronchialsystem) führt die Entzündung zu anfallsartiger Atemnot.

**Je nach Ursache für das Asthma werden zwei Formen unterschieden:**
**1. Allergisches Asthma:** Es wird bei entsprechender genetischer Veranlagung durch äußere Reize, sogenannte Allergene, ausgelöst. Auslösende Stoffe in der Umwelt sind zum Beispiel Hausstaubmilben oder Pollen.

**2. Intrinsisches (nicht-allergisches) Asthma:** Auslöser des nicht-allergischen Asthmas sind hingegen endogene Ursachen wie zum Beispiel Infektionen der Atemwege oder eine Medikamentenunverträglichkeit. Weitere Ursachen können Einwirkungen von giftigen (toxischen) oder irritierenden Stoffen (Reinigungsmittel, kalte Luft, Raumsprays) sein.
Aber auch körperliche Anstrengung sowie die Reflux-Erkrankung (Rückfluss von Magensäure) sind mögliche Ursachen.

**Bei einem Asthmaanfall kommt es meist zu folgenden Symptomen:**

- akut auftretende Luftnot (Dyspnoe)
- Vor allem die Ausatmung ist erschwert und oft von pfeifenden Atemgeräuschen begleitet.
- Teilweise tritt Husten auf, auch in Form von krampfartigen Hustenanfällen.
- Die Luftnot kann zu Angstgefühlen mit Unruhe, Sprechschwierigkeiten und auch zu Übelkeit führen.
- Charakteristisch für Asthma ist das Fehlen von Symptomen im beschwerdefreien Intervall.

**Hilfestellungen bei Asthma:**

- Die Personenbetreuung sollte wiederum auf gut gelüftete Räume, das Anfeuchten der Luft achten. Bekannte Auslöser für das Asthma, wie zum Beispiel Hausstaub, sollte man, so gut es geht, minimieren. Keine Sprays verwenden!
- bei einem Asthmaanfall die Betroffenen beruhigen, beengende Kleidung öffnen, falls notwendig bei der Anwendung eines Atemsprays, oder von anderen vom Arzt verordneten Medikamenten unterstützen
- Bei starken Beschwerden einen Arzt/eine Ärztin oder die Rettung rufen!

#### 4.4.1.3. Lungenentzündung (Pneumonie)

Es handelt sich um eine entzündliche Reaktion des Lungengewebes.

**Ursachen:** Viren, Bakterien, Pilze, eingeatmete Fremdkörper wie Erbrochenes
Ein großer Teil aller Lungenentzündungen wird jedoch durch Bakterien ausgelöst, die für immunschwache und ältere Menschen lebensbedrohlich sein können. Zu wenig Bewegung und lange Bettlägerigkeit erhöhen das Risiko massiv.
Die Übertragung der Erreger erfolgt fast ausschließlich durch eine Tröpfcheninfektion. Deshalb immer an eine gute Händehygiene denken!

**Symptome:**
- allgemeines Krankheitsgefühl wie Müdigkeit und Abgeschlagenheit
- Schüttelfrost und Fieber
- Husten, meistens mit schleimigem Auswurf, welcher gelblich bis grünlich sein kann
- Schmerzen in der Brust beim Atmen und Husten
- Blaufärbungen der Lippen und unter den Fingernägeln

Beim geringsten Verdacht auf eine mögliche Lungenentzündung muss unbedingt ein Arzt gerufen werden.
Das Mittel der Wahl für eine medizinische Behandlung ist meist ein Antibiotikum.

### 4.4.2. Unterstützung und Hilfestellung in der Betreuung

Je nach Art und Schweregrad der Erkrankung sind unter anderem folgende Hilfeleistungen zu beachten:
- Mobilisation und regelmäßige Bewegung
- den Wohnbereich gut lüften und die Luft befeuchten

- verordnete Medikationen richtig anwenden
- Therapien und Atemübungen regelmäßig durchführen
- Vorbeugung einer drohenden Lungenentzündung

Das Ziel in der Betreuung und Pflege von hilfsbedürftigen Menschen ist immer die Vermeidung einer Lungenerkrankung bzw. Lungenentzündung (siehe Kapitel 5.7.6.).

### 4.4.3. Beobachtungen, die an eine Fachkraft zu melden sind

Der Risikofaktor für Lungenerkrankungen ist nach wie vor das Rauchen. Aber auch andere Umstände und Faktoren nehmen durchaus großen Einfluss auf eine mögliche Lungenerkrankung.

Folgende Beobachtungen sollten unbedingt weitergeleitet werden:
- schlechter Allgemeinzustand
- Veränderung des Allgemeinzustandes
- Bewegungsmangel oder Bettlägerigkeit
- häufiger Schnupfen und Husten
- ein verändertes bzw. abnormes Atemmuster
- erschwerte Atmung oder Atemnot
- Blaufärbung der Lippen oder Fingernägel

## Quellen und weiterführende Literatur:

**Kellnhauser E. et all:** THIEMEs Pflege
11. Auflage, Stuttgart, New York: Georg Thieme Verlag, 2009

**Menche, Nicole:** Pflege Heute
5. Auflage, München: Urban Fischer Verlag, 2011

http://www.thieme.de

https://de.wikipedia.org/wiki/Asthma_bronchiale

## 4.5. Herz-Kreislauf-Erkrankungen

### 4.5.1. Krankheitsbilder

**Funktion des Herzkreislaufes**

Das Herz ist der zentrale Motor unseres Körpers und für die Kreislauffunktion hauptverantwortlich. Es ist ein muskulöses Hohlorgan und pumpt das Blut durch die Arterien rhythmisch zu den Organen, in die Muskulatur und ins Gewebe, bis in jede einzelne Zelle unseres Körpers. Jeden Herzschlag spürt man als Pulswelle = Puls (in Ruhe ca. 60 bis 80 Schläge pro Minute). Bei Belastung erhöht sich der Puls.
Durch die Arterien wird das sauerstoffreiche Blut in den Körper transportiert und über die Venen erfolgt der Rückfluss zum Herzen.

#### 4.5.1.1. Niedriger Blutdruck

Er kommt bei Frauen häufiger vor als bei Männern.
Als Betreuungskraft sollte man bei Personen mit einem zu niedrigen Blutdruck auf folgendes achten:
beim Aufstehen etwas langsamer vorgehen; zuerst einmal nur Aufsitzen und die betreute Person in Schwung bringen; dann die Arme und Beine bewegen, beispielsweise auf den Boden stampfen

**Warnzeichen für einen zu niedrigen Blutdruck sind häufig:**
Blässe, Kältegefühl, Müdigkeit, Schwindel, Übelkeit, kaltes Schwitzen bis hin zu Kreislaufproblemen mit Kollaps
Eine medizinische Abklärung ist notwendig!

**Mögliche Ursachen für zu niedrigen Blutdruck:**

- genetisch bedingt
- Flüssigkeitsmangel oder Blutverlust bzw. Blutarmut

- Herzschwäche (= Herzinsuffizienz)
- Kreislaufschwäche

### 4.5.1.2. Hoher Blutdruck

Menschen mit hohem Blutdruck können oft durch bewusste Umstellung ihrer Lebensgewohnheiten eine deutliche Verbesserung des Bluthochdruckes erreichen.
Unter anderem sollte man an folgendes denken:

- eine gesunde Lebensweise und cholesterinarme Ernährung
- ausreichende Bewegung und ev. Gewichtsreduktion
- reduzierte Salzzufuhr

**Warnzeichen für einen zu hohen Blutdruck sind häufig:**
Kopfschmerzen, Ohrensausen, Schwindelgefühl, Nasenbluten, erhöhtes Wärmegefühl bis hin zu Schweißausbrüchen

**Häufige Ursachen für Bluthochdruck sind unter anderem:**

- Übergewicht, Blutzucker, Rauchen, Stress
- fettreiche, ungesunde Ernährung kombiniert mit Bewegungsmangel
- Gefäßverengungen, auch Nieren- oder Schilddrüsenerkrankungen
- genetische Komponenten

**Oft werden erst später die Auswirkungen sichtbar:**

- Arteriosklerose (Verengung der Arterien durch Ablagerungen, Arterienverkalkung)
- Verwirrtheit, Durchblutungsstörungen, Schlaganfall
- Nierenversagen, Herzinfarkt oder auch plötzlicher Herztod

**Eine medizinische Abklärung und Behandlung sind unbedingt erforderlich. Zur Therapie gehören:**

- Medikamente zur Regulierung des Blutdruckes
- Medikamente zur Blutverdünnung und ev. Cholesterinsenker

## 4.5.2. Thrombose

Bei einer Thrombose bildet sich ein Blutgerinnsel (Thrombus), meist in den Beinvenen. Dadurch entsteht eine schmerzhafte Entzündung. Wenn am Bein (oder Arm) eine schmerzhafte Schwellung/Rötung auftritt, dann kann es sich um eine Thrombose handeln. Beobachtet eine Betreuungsperson diese Symptome, muss unbedingt ein Arzt kontaktiert werden.
Ein Thrombus kann sich auch von selbst lösen, wandert dann weiter und kann wichtige Blutgefäße verstopfen. Die Folgen können ein Schlaganfall, ein Herzinfarkt oder auch eine Lungenembolie sein.
Risikofaktoren sind unter anderem ein hoher Blutdruck, mangelnde Bewegung, Rauchen, Herzrhythmusstörungen, die erste Zeit nach operativen Eingriffen, Verletzungen und Knochenbrüche.

## 4.5.3. Herzrhythmusstörungen

Es gibt mehrere Arten von Herzrhythmusstörungen. Eine besteht darin, dass das Herz zu schnell und vor allem unregelmäßig schlägt. Daran leiden viele ältere Menschen. Man bezeichnet dies als Vorhofflimmern.
Ein klares Zeichen für dieses Vorhofflimmern sind ein zu hoher Puls (120 bis 180 Herzschläge pro Minute) und ein unregelmäßiger Puls („Herzstolpern“). Bei diesen Symptomen muss sich der Betroffene unbedingt schonen.
Das Risiko eines Vorhofflimmerns besteht darin, dass sich im Herzen ein Thrombus (Blutklumpen) bilden kann. Wenn sich so ein Klumpen löst, besteht die begründete Gefahr für einen Schlaganfall oder eine Lungenembolie.
Eine medizinische Abklärung ist unbedingt notwendig!
Betroffene erhalten meist ein Medikament zur Blutverdünnung und ein weiteres Medikament, mit dem versucht wird, die Herz-

frequenz auf ein normales Tempo einzubremsen (Betablocker). Bei erfolgreicher Therapie gibt es keine Einschränkungen, und die betroffene Person sollte sich wieder regelmäßig bewegen.
Das Herz kann auch zu langsam schlagen (unter 40 Schläge pro Minute) – in diesem Fall spricht man von einer Bradykardie. Menschen mit einer Bradykardie leiden oft unter Schwindel bis hin zu kurzzeitiger Bewusstlosigkeit (Synkope).
Eine medizinische Abklärung ist notwendig. Betroffene erhalten unter Umständen einen Herzschrittmacher. Das sind Hightech-Geräte die alle Funktionen des Herzens kontrollieren und die notwendigen Impulse geben, sodass wieder eine physiologische (lebensnormale) Herzfrequenz gegeben ist.

### 4.5.4. Herzschwäche (Herzinsuffizienz)

Damit bezeichnet man eine Herzschwäche mit reduzierter Pumpleistung des Herzens.

**Ursachen dafür können sein:**
- Koronare Herzkrankheit (KHK)
- die Folgen eines Herzinfarktes
- Herzrhythmusstörungen
- eine Herzmuskelentzündung

**Begleitende Symptome einer Herzinsuffizienz sind unter anderem:**
- Atemnot – bei geringer Belastung oder auch im Ruhezustand
- geschwollene, dicke Beine auf Grund von Wasseransammlungen (Ödeme)
- Wasseransammlung in der Lunge mit typischem Rasselgeräusch beim Atmen bis zur Atemnot

Beim Auftreten eines der genannten Symptome bedarf es rascher ärztlicher Hilfe!

Bei Wasseransammlungen in den Beinen helfen harntreibende Medikamente (z.B. Lasix), Beinhochlagerung, das Bandagieren der Beine oder das Tragen von Stützstrümpfen.
Jegliche Intervention muss mit dem Arzt abgesprochen werden und verordnet sein!

### 4.5.5. Koronare Herzkrankheit

Dabei handelt es sich um eine folgenschwere Arterienverkalkung der Herzkranzgefäße (KHK).
Bei weiterem Fortschreiten der Erkrankung klagen die Betroffenen auch nach geringer Belastung über akute Schmerzen im Brustbereich, die oft in den linken Arm ausstrahlen.
Das Gefühl der Brustenge und Angstzustände verstärken die Bedrohlichkeit für den betroffenen Menschen. Dieser akute Zustand wird auch als Angina Pectoris bezeichnet.
Unbedingt ärztliche Hilfe anfordern!
Ein Nitrospray unter die Zunge verschafft Erleichterung, ist aber keine anhaltende Therapie.
Werden jedoch die Risikofaktoren reduziert und der Lebensstil zugunsten einer gesunden Lebensweise geändert, kann eine Verschlechterung hinausgezögert werden. Allerdings sind bei gleichbleibender Lebensweise in vielen Fällen Herzrhythmusstörungen, Herzinfarkt und plötzlicher Herztod die Folge.
Die Koronare Herzkrankheit und ihre Folgen sind die häufigste Todesursache in der zivilisierten Gesellschaft.

**Risikofaktoren, welche man unbedingt reduzieren sollte, sind unter anderem:**

- hoher Blutdruck
- fettreiche Ernährung, kombiniert mit Bewegungsmangel
- Übergewicht, hohe Cholesterinwerte
- erhöhter Blutzucker
- Rauchen, Stress

### 4.5.6. Herzinfarkt

Der Herzinfarkt ist eine lebensbedrohliche, akute Erkrankung des Herzmuskels.
In Folge einer Minderdurchblutung kommt es zum Absterben von Herzmuskelzellen (= Infarkt). Dadurch gehen Teile der Herzmuskulatur zugrunde.
Ursache ist die Koronare Herzkrankheit mit den bereits beschriebenen Risikofaktoren.

**Typische Symptome für einen Herzinfarkt sind unter anderem:**

- starke, beklemmende Schmerzen im Brustbereich (vorzugsweise links), welche in den Arm und öfters auch in den Oberbauch ausstrahlen
- Atemnot, Übelkeit, Schweißausbrüche
- Angstzustände, Panikattacken

Eine rasche medizinische Versorgung ist notwendig. Unbedingt sofort den Arzt oder die Rettung bzw. den Notarzt rufen!
Häufig kann durch das Verabreichen eines Nitrosprays eine kurzzeitige Verbesserung der Symptomatik erreicht werden. Dieser wird unter die Zunge gegeben. Dort nimmt die Schleimhaut das Medikament am schnellsten auf, es geht direkt ins Blut. Der Nitrospray hat die Eigenschaft, dass er die Arterien weitet. Dadurch wird aber auch der Blutdruck gesenkt.

## Quellen und weiterführende Literatur:

https://www.netdoktor.at/krankheit/khk-7981
November 2018

https://www.gesundheit.gv.at/krankheiten/herz-kreislauf/erkrankungen/ursachen November 2018

## 4.6. Diabetes mellitus, auch Zuckerkrankheit genannt

Für die Aufrechterhaltung der Körperfunktionen (Organe, Nervensystem, Blutbildung, Thermogenese) ist eine kontinuierliche Verfügbarkeit von Energie notwendig. Hierfür spielt der Zuckerstoffwechsel eine wichtige Rolle. Diabetes mellitus ist eine chronische Stoffwechselstörung.

### 4.6.1. Ursachen von Diabetes mellitus und Krankheitsbild

„Alle Zellen des Körpers brauchen Zucker (Einfachzucker bzw. Glukose), um richtig zu funktionieren, er liefert den Muskeln und Organen Energie für ihre Arbeit. Glukose wird im Darm aus der Nahrung aufgenommen und gelangt von dort ins Blut. Der Blutzuckerspiegel steigt. Über den Blutkreislauf wird der Zucker zu den Zellen verteilt. Damit die Zellen den Zucker verwerten und in Energie umwandeln können, muss er zunächst in die Zellen aufgenommen werden. Hierfür ist das körpereigene Hormon Insulin zuständig: Es sorgt u.a. dafür, dass der süße Kraftstoff aus dem Blutkreislauf in die Körperzellen gelangt und dort verarbeitet wird. Insulin senkt also den Blutzuckerspiegel und steuert den Zuckerstoffwechsel der Zellen.

**Wie entsteht die Zuckerkrankheit?**
Insulin wird normalerweise von der Bauchspeicheldrüse produziert. Von dort wird es ins Blut abgegeben und kann seine lebenswichtigen Aufgaben erfüllen.

Bei Diabetes mellitus kann der Körper entweder nicht genug Insulin produzieren (Typ-1-Diabetes), oder er kann das Insulin nicht entsprechend nutzen (Typ-2-Diabetes). Das hat zur Folge, dass der mit der Nahrung aufgenommene Zucker nicht ausreichend aus dem Blut in die Zellen transportiert werden kann. Es bleibt ständig zu viel Glukose im Blut über (Hyperglykämie), gleichzeitig ist die Zuckerverwertung der Zellen gestört.

Diabetes mellitus entwickelt sich schleichend, oft über Jahre hinweg. Meist spielen mehrere Störungen zusammen, die von den Betroffenen teilweise geerbt und/oder im Laufe des Lebens erworben wurden.“ [1)]

**Krankheitssymptome**
Vor allem nach der Nahrungsaufnahme verbleibt der Zucker im Blut, und der Blutzucker steigt. Kompensatorisch wird mehr Insulin gebildet. Damit besteht in den ersten Jahren vor Ausbruch von Diabetes zu viel Zucker und zu viel Insulin im Körper. Dies schädigt bereits jetzt vor allem die Gefäße, aber auch die Nerven. Nach einigen Jahren kann nicht einmal mehr der Einfachzucker, die Glucose, die am Morgen von der Leber ausgeschüttet wird, abgebaut werden. Leider wird meist erst in diesem Stadium des erhöhten Nüchternblutzuckers (NBZ) der Diabetes erkannt.
In diesem Fall spricht man vom Diabetes Typ II, der 90 % der Diabetiker in unseren Breiten betrifft.

Nach Jahren der Überbelastung ist die Bauchspeicheldrüse erschöpft und produziert zu wenig Insulin. Nun muss Insulin zugeführt werden. Daher ist es wichtig, den Diabetes mellitus rechtzeitig zu erkennen, um die Spirale wieder zurückdrehen, die Funktion der Bauchspeicheldrüse erhalten und Spätschäden verhindern zu können.

**Warum ist Diabetes so gefährlich?**
Neben Schäden an Gefäßen, aber auch an Kleinstgefäßen (Niere, Auge, Herz, Gehirn) und Nerven, begünstigt Diabetes mellitus

[1)] https://www.gesundheit.gv.at/krankheiten/stoffwechsel/diabetes/was-ist-das, Dezember 2018

auch die Entstehung von Depression, Demenz, Thrombosen und Abwehrschwäche. Wundheilungsstörungen am Fuß führen zu langfristiger Wundversorgung und nicht selten zu Amputationen.

### 4.6.2. Formen des Diabetes

**Typ I**
Eine Störung des Immunsystems bewirkt das Erkennen von insulinproduzierenden Zellen als Fremdkörper und zerstört diese innerhalb weniger Monate. Dies kann bereits im frühen Kindes- bis frühen Erwachsenenalter geschehen. Hier muss als Therapie Insulin (langwirksames als Basis, schnellwirksames zum Essen) zugeführt werden.

**Typ II a**
Eine langsame Erschöpfung der Bauchspeicheldrüse bei normalgewichtigen Menschen im meist fortgeschrittenen Alter führt langsam zu einem Insulinmangel.
Für die Therapie stehen zuckerreduzierte Kost, Tabletten, wie auch Insuline zur Verfügung.

**Typ II b**
eine langjährige Überlastung der Bauchspeicheldrüse durch Übergewicht

**Ursachen:**
**Bewegungsmangel:** Regelmäßige körperliche Bewegung und Sport sind für alle Menschen gesundheitsfördernd. Personen mit Diabetes profitieren besonders davon!

**Falsche Ernährung:** zu hochkalorisch und zu hoher Fleischkonsum!

Jener Zucker, der nicht verbraucht wird, wird im Übermaß als Reserve angelegt und führt zu Übergewicht. Die Körperzellen können keinen Zucker oder kein Fett mehr aufnehmen. Zucker und Fett bleiben im Blut. Der Blutzucker steigt an. Nun versucht die Bauchspeicheldrüse vermehrt Insulin auszuschütten.

Dazu gesellen sich zu hohe Cholesterin- und Harnsäurewerte, Bluthochdruck und Bewegungsmangel. Der Blutzucker muss nicht immer von Anfang an erhöht sein!

Eine Lebens- und Ernährungsumstellung (zucker- und fettreduziert) sowie kontinuierliche Bewegung haben höchste Priorität! Außerdem helfen Tabletten (Metformin), die Wirkung des noch bestehenden Insulins zu verbessern.

## 4.6.3. Unterstützung und Hilfestellung in der Betreuung

- „Steigerung jeder Form der Bewegung! Sie macht den Körper wieder sensibel für Insulin und unterstützt die Gewichtsreduktion. Für Menschen mit eingeschränkter Beweglichkeit ist sie auch im Sitzen mit Hanteln oder Thera-Band® möglich.“ [2)]
- Ernährung, Auswahl der Lebensmittel. Siehe Diätkunde, Kapitel 6.3.1.
- Besonderes Augenmerk bei der Haut-, Zahn- und Fußpflege (Vermeiden von Verletzungen durch schlechtes Schuhwerk, Barfußgehen oder unsachgemäße Fußpflege! Keine Wärmflaschen oder Heizdecken verwenden! Keine Fußbäder über 37°C durchführen!). Tägliche Kontrolle auf Hautveränderungen!
- Auf regelmäßige und richtige Medikamenteneinnahme achten!
- Hilfestellung bei Blutdruck- und Blutzuckerzuckermessung und gegebenenfalls Insulininjektionen
- Auf die Termine für ärztliche Kontrollen hinweisen

[2)] Milly, Manuela in Jedelsky, E.: Heimhilfe. Praxisleidfaden für die mobile Betreuung zuhause, 4. Auflage, Berlin, Heidelberg: Springer-Verlag, 2016, S. 214

### 4.6.4. Unterzuckerung (Hypoglykämie)

Wenn der Zuckergehalt im Blut unter einen bestimmten Grenzwert fällt (50 mg/dl), spricht man von Unterzuckerung. Es ist wichtig, die Ursache für die Unterzuckerung herauszufinden und zu behandeln, damit diese von vornherein nicht auftritt, da sie lebensbedrohlich sein kann.

**Mögliche Ursachen:**

- falsche Anwendung von Diabetes-Medikamenten (Insulin, Tabletten)
- zu geringe Nahrungsaufnahme
- organische Ursachen (Schilddrüse, Bauchspeicheldrüse)

**Häufige Symptome:**

- kalter Schweiß, Zittern
- Herzklopfen, Herzrasen
- Heißhungergefühl
- Unruhe
- Müdigkeit
- Sehstörungen
- Bewusstseinsstörungen
- Krämpfe, Lähmungen, Bewusstlosigkeit

**Erste Maßnahmen:**

Beim Auftreten von vereinzelten Symptomen muss man bei einem Diabetiker immer als ersten Schritt an eine Kontrolle des Blutzuckerspiegels denken!

Bei leichter Unterzuckerung, die der Patient selbst bemerkt, gibt man ein bis zwei Stück Traubenzucker oder ein Glas Fruchtsaft bzw. zuckerhaltige Limonade. Nach wenigen Minuten bilden sich die Anzeichen wieder zurück.

Bei schwerer Unterzuckerung mit Bewusstseinsstörungen (hypoglykämischer Schock) benötigt der Patient sofort ärztliche Hilfe (Notruf)! Die Person in eine stabile Seitenlage bringen und die Vitalzeichen kontrollieren!

### 4.6.5. Überzuckerung (Hyperglykämie)

Der Notfall durch Überzuckerung ist wesentlich seltener als der Notfall durch Unterzuckerung.
Von einem zu hohen Blutzucker spricht man, wenn der Blutzuckerspiegel höher als 200mg/dl ist.

**Mögliche Ursachen:**

- ungenügende Insulinproduktion der Bauchspeicheldrüse
- vergessene oder nicht erfolgte Insulininjektion bzw. Medikamenteneinnahme
- Begleiterkrankungen wie Infektionen oder übermäßige Nahrungsaufnahme

**Häufige Symptome:**

- starker Durst
- häufiges Wasserlassen
- Übelkeit, Erbrechen
- Obst- und weinähnlicher Geruch der Atemluft (Azetongeruch)
- vertiefte Atmung

**Erste Maßnahmen:**

- Unterstützung bei der Insulingabe oder Medikamenteneinnahme
- stabile Seitenlagerung bei Bewusstlosigkeit
- Notruf: Arzt

### 4.6.6. Beobachtungen, die an eine Fachkraft zu melden sind

**Wenn:**

- aufgrund von z.B. Übelkeit oder Erbrechen die Nahrungsaufnahme verweigert wird
- die betreute Person nach Insulingabe wenig Nahrung zu sich nimmt
- sich die Sehkraft verschlechtert
- sich die betreute Person psychisch verändert
- Verletzungen, vor allem im Bereich der Beine, vorliegen
- trotz Medikamenten der Blutzuckerspiegel immer wieder sehr hoch oder niedrig ist oder schwankt
- Veränderungen oder Beschwerden bei Kreislauf, Haut oder Zähnen vorliegen
- die Vitalzeichen außerhalb der Normalwerte sind

## Quellen und weiterführende Literatur:

**Milly, Manuela in Jedelsky, E.:**
Heimhilfe. Praxisleidfaden für die mobile Betreuung zuhause
4. Auflage, Berlin, Heidelberg: Springer-Verlag, 2016

https://www.gesundheit.gv.at/krankheiten/stoffwechsel/diabetes/was-ist-das, Dezember 2018

## 4.7. Rheuma: Chronische Polyarthritis und erhöhter Harnsäuregehalt im Blut (Gicht)

### 4.7.1. Krankheitsbild - Chronische Polyarthritis

„Chronische Polyarthritis (c. P; Rheumatoide Arthritis) = Chronisch-entzündliche Erkrankung der Gelenke mit der Tendenz zur Deformation insbesondere an Händen und Füßen. Dabei zeigt sich ein schubförmiger Verlauf. An der volkstümlich als Rheuma bezeichneten Krankheit leiden dreimal mehr Frauen als Männer.

**Ursache:**
Die Ursache für die zu den Autoimmunerkrankungen zählende Erkrankung ist unbekannt. Man vermutet eine Antikörperbildung gegen die eigene Innenhaut der Gelenke. Der diagnostizierbare Rheumafaktor ist ein Antikörper gegen körpereigenes Eiweiß. Krankheitsbeginn ist meist zwischen dem 25. und 45. Lebensjahr.

**Begünstigende Faktoren:**
- Erbfaktor – familiäre Häufung
- Geschlecht – 70% der Erkrankten sind Frauen
- psychische Belastung
- hormonelle Einflüsse
- bakterielle Infektionen

**Symptome:**
- allgemeines Krankheitsgefühl
- Appetitlosigkeit
- Gewichtsverlust
- leichtes Fieber

- ausgeprägte Morgensteifigkeit der Gelenke (länger als eine Stunde andauernd), auch nach längeren Ruhepausen
- Gelenkschwellungen (seit mindestens sechs Wochen)
- symmetrischer Befall von Gelenksregionen (seit mindestens sechs Wochen)
- Entzündung der Gelenkinnenhaut mit den typischen Entzündungssymptomen
- gelenknahe Knochenentkalkung (im Röntgenbild)

Die Rheumatoide Arthritis sollte bereits im frühen Stadium behandelt werden, bevor es zu Gelenkschäden kommt. Die Stärke und Dauer der Entzündung sind für das Ausmaß der Gelenkzerstörung verantwortlich. Deshalb ist die erfolgreiche Therapie in den ersten beiden Jahren nach Diagnosestellung entscheidend für den weiteren Verlauf.

**Veränderungen am Gelenk:**

- Entzündungen der Gelenkinnenhaut → Gelenkinnenhaut verdickt sich und bildet Zotten → diese füllen später die gesamte Gelenkhöhle aus.
- Die Entzündung greift auf den Knorpel und zerstört diesen.
- Zerstörung der gelenkbildenden Knochenflächen (bis zur völligen Einschmelzung bei kleinen Knochen) mit Versteifung des Gelenks
- Nach einigen Erkrankungsjahren zeigt sich ein individuelles Muster der Gelenkbeteiligung.

**Veränderung außerhalb der Gelenke:**

- Rheumaknoten (verschiebbarer, derber subkutaner Bindegewebsknoten), meist an Druckstellen, z.B. Unterarmen
- durch gesteigerte Thromboseneigung hohes Risiko für Herzinfarkt
- Mitbeteiligung von Lunge, Herzmuskel, Nerven, Augen

**Therapie: keine kurative Therapie möglich!**
- Akuttherapeutika zur Linderung der akuten Symptome
- Basistherapeutika
- Unterstützende Therapie → durch Gabe von Teufelskralle ist das Reduzieren anderer Antirheumatika möglich.
- Ergänzende Therapiemaßnahmen, um den Erhalt der Gelenkfunktion und eine Verbesserung der Beweglichkeit zu erreichen → Krankengymnastik, Schwimmen, Laufen, physikalische Therapie an einzelnen Gelenken
- Chirurgische Behandlung → Frühstadium: Entfernung der Gelenkinnenhaut → spätere Operation zur Verbesserung der Funktion, Ersatz von Gelenken

**Ernährungsempfehlung**
- Gewichtsreduktion bei Übergewicht
- kurzfristiges Fasten (führt zur Erhöhung des körpereigenen Kortisonspiegels → manchmal erstaunliche Erfolge)
- ausreichende Kalziumzufuhr (1g pro Tag)
- fettoptimierte, überwiegend lacto-vegetabile Kost
- Vermeidung von Alkohol“ [3)]

### 4.7.2. Unterstützung und Hilfestellung in der Betreuung

- wie unter Therapie und Ernährung beschrieben
- Lagerungswechsel durchführen, führt zu Erleichterung
- Hilfsmittel zum Essen, Trinken und Bewegen verwenden (erhöhte Sturzgefahr)
- Unterstützung bei der Mobilisation und bei Bewegungen
- Zeit lassen und zur Mitarbeit motivieren
- Kontrakturenprophylaxe (regelmäßige, leichte körperliche Bewegung wirkt sich positiv aus)

[3)] BAG, Bundesarbeitsgemeinschaft Freie Wohlfahrt, Bundesministerium für Soziales und Konsumentenschutz: Skriptum Personenbetreuung, http://bag.braintrust.at/d30, November 2018, Seite 137 und 138

- eingeschränkte Beweglichkeit beachten – Schmerzen – Verformung der Gelenke
- Wärme und Kälte individuell anwendbar
- Medikamente nach ärztlicher Verordnung

## 4.7.3. Beobachtungen, die an eine Fachkraft zu melden sind

**Wenn:**

- die Morgensteifigkeit länger als gewöhnlich anhält (über einen längeren Zeitraum)
- die Gelenkschwellungen sich verstärken
- Die betreute Person ein Gefühl von Sand in den Augen hat, diese brennen, jucken oder sehr trocken werden (Rötung). Dies kann zu einer Hornhautverletzung oder dem Verlust der Sehkraft führen.
- die Sehkraft sich verschlechtert
- Atemnot bei Belastung oder Reizhusten auftritt
- sich die Schmerzen in den Gelenken verstärken
- die betreute Person über mehrere Tage im Bett bleibt
- Medikamente abgelehnt oder nicht eingenommen werden
- die Vitalzeichen außerhalb der Normalwerte sind

## 4.7.4. Das Krankheitsbild der Gicht

**Hyperurikämie (erhöhter Harnsäuregehalt im Blut)**
Die Hyperurikämie verläuft über lange Zeit symptomlos, bis dann völlig überraschend und meist in der Nacht ein akuter Gichtanfall einsetzt. Auslöser sind z.B. Ess- und Trinkexzesse, also Fasten und Feiern. Am häufigsten ist zunächst das Großzehengelenk betroffen (Podagra). Das Gelenk ist stark geschwollen, gerötet und extrem schmerzhaft. Selbst das Gewicht der Bettdecke und leichteste Berührungen oder Erschütterungen

lösen heftige Schmerzen aus. Im weiteren Verlauf wechseln akute Gichtanfälle mit symptomfreien Intervallen.
Unbehandelt entwickelt sich nach ca. 5 bis 15 Jahren die [...] chronische Gicht, die durch Gelenkdeformierungen und Harnsäureablagerungen in Weichteilen und Knochen gekennzeichnet ist. [...] Auch Nierensteine treten gehäuft auf. In Spätstadien der so genannten „Gichtniere“ ist die Nierenfunktion zunehmend eingeschränkt. [4)]

**Symptome:**
**Entzündungszeichen**

- starke Schmerzen
- Schwellung
- Überwärmung
- Rötung
- Bewegungseinschränkung/Berührungsempfindlichkeit

**Pflege bei Hyperurikämie und Gicht:**

- Im akuten Gichtanfall wirken kühlende Alkohol-Umschläge und eine Ruhigstellung des betroffenen Gelenks beschwerdelindernd.
- Da bereits der Druck der Bettdecke dem Erkrankten/der Erkrankten Schmerzen bereiten kann, ist oft ein Bettbogen hilfreich.
- Bei der Behandlung mit Urikosurika (Medikament) sollte der Erkrankte viel trinken (mindestens zwei Liter täglich).
- Die tägliche Urinmenge sollte ebenfalls mindestens zwei Liter betragen, um die Bildung von Harnsäuresteinen zu verhindern. Bier ist trotz seiner harnflussfördernden Wirkung nicht geeignet, da es den Harnsäurespiegel erhöht. [...]
- Größere körperliche Anstrengung und Unterkühlung können Anfälle auslösen und sollten vermieden werden.

[4)] Gerhart, Rosemarie, Haase, Brigitte u.a.: Altenpflege Konkret. Gesundheits- und Krankheitslehre, 3. Auflage, München: Urban und Fischer, September 2008, S. 223, 224

- Bei übergewichtigen Kranken ist eine Gewichtsnormalisierung anzustreben. Verboten sind jedoch radikale Fastenkuren, da diese den Harnsäurespiegel erhöhen. [5)]

**Unterstützung und Hilfestellung in der Betreuung:**

- nur wenig rotes Fleisch verzehren
- Alkohol meiden
- Getränke, die viel Fruchtzucker enthalten, sollten gemieden werden.
- Fettarme Milch- und Milchprodukte können den Harnsäurespiegel senken und sind daher zu empfehlen.
- Meeresfrüchte sollten vermieden werden, Fisch ist ein- bis zweimal die Woche empfehlenswert.
- Medikamente nach ärztlicher Verordnung

Bei rheumatischen Erkrankungen ist Empathie sehr wichtig. Es muss immer daran gedacht werden, dass es sich hier um Schmerzpatienten handelt. Ein einfacher Händedruck kann dabei schon äußerst schmerzhaft sein. Wichtig ist, sich immer Zeit zu lassen und vorsichtig bei der Berührung zu sein.

### 4.7.5. Beobachtungen, die an eine Fachkraft zu melden sind

**Wenn:**

- die Schmerzen sich verstärken
- die Schwellung zunimmt
- die Bewegungseinschränkung sich verschlechtert
- die betreute Person bei Einnahme bestimmter Medikamente zu wenig trinkt bzw. zu wenig Urin ausscheidet
- die Medikamente abgelehnt werden
- die Vitalzeichen außerhalb der Normalwerte sind
- die betreute Person Gewicht zulegt

[5)] Gerhart, Rosemarie, Haase, Brigitte u.a.: Altenpflege Konkret. Gesundheits- und Krankheitslehre, 3. Auflage, München: Urban und Fischer, September 2008, S. 224

## Quellen und weiterführende Literatur:

**BAG, Bundesarbeitsgemeinschaft Freie Wohlfahrt, Bundesministerium für Soziales und Konsumentenschutz:**
Skriptum Personenbetreuung
http://bag.braintrust.at/d30, November 2018

**Gerhart, Rosemarie, Haase, Brigitte u.a.:**
Altenpflege Konkret. Gesundheits- und Krankheitslehre
3. Auflage, München: Urban und Fischer, September 2008

## 4.8. Fragen

### Fragen zu Demenz:

- Nennen Sie mindestens fünf Leitsymptome der Demenzerkrankung!
- Wie können Sie im Betreuungsalltag zur Lebensqualität einer dementen Person beitragen?
- Welche Auffälligkeiten, die Sie bei einer an Demenz erkrankten Person erkennen, leiten Sie an eine Fachkraft weiter?

### Fragen zu Parkinson:

- Woran erkennt man typischerweise eine Parkinsonerkrankung?
- Worauf achten Sie besonders bei der Betreuung von Parkinsonpatienten?
- Welche Beobachtungen geben Sie an eine Fachkraft weiter?

## Fragen zu Schlaganfall:

- Welche Symptome kann man häufig bei einem Schlaganfall beobachten?
- Welche Maßnahmen sind zu ergreifen und warum ist es wichtig, möglichst rasch zu helfen?
- Welche wichtigen Betreuungsaufgaben können Sie beschreiben?

## Fragen zu Lungenerkrankungen:

- Welche Symptome bei einem Asthma bronchiale kennen Sie und wie können Sie bei einem Asthmaanfall helfen?
- Was sind wesentliche Ansteckungsrisiken für eine Lungenentzündung?
- Welche Symptome einer Lungenentzündung (Pneumonie) kennen Sie?
- Mit welchen Aktivitäten können Sie die betreute Person bei einer Lungenerkrankung unterstützen?
- Welche Beobachtungen in Zusammenhang mit einer Lungenerkrankung sollten Sie an eine Fachkraft weitermelden?

## Fragen zu Herz-Kreislauf-Erkrankungen:

- Worauf sollte man bei der Betreuung von Personen mit einem zu niedrigen oder zu hohen Blutdruck achten?
- Welche Symptome für eine Thrombose kennen Sie?
- Welche Symptome für Herzrhythmusstörungen kennen Sie und was sollte man in diesem Fall unbedingt tun?
- Was müssen Sie bei Verdacht auf einen Herzinfarkt unternehmen?

## Fragen zu Diabetes mellitus:

- Was sind die Ursachen und die Krankheitssymptome von Diabetes mellitus?
- Was ist bei Diabetes mellitus im Betreuungsalltag besonders zu beachten?
- Was sind die Anzeichen für Überzuckerung und welche Maßnahmen sind zu treffen?
- Was sind die Anzeichen von Unterzucker und welche Maßnahmen sind zu treffen?
- Welche Beobachtungen melden Sie an eine Fachkraft weiter?

## Fragen zu Rheuma (Gicht):

- Was beachten Sie bezüglich der Ernährung bei Gicht?
- Welche Maßnahmen ergreifen Sie bei einem akuten Gichtanfall?
- Worauf achten Sie bei der Betreuung von Personen mit Rheuma besonders?
- Welche Beobachtungen melden Sie an eine Fachkraft weiter?

# 5. Unterstützung und Hilfestellung im Alltag

Beitrag von Sandra Fugger

# 5. Unterstützung und Hilfestellung im Alltag

## 5.1. Hygiene

Hygiene leitet sich aus dem Griechischen ab und bedeutet so viel wie die Lehre von der Gesunderhaltung des Menschen. Mit der Hygiene wird versucht, Infektionen bzw. Krankheiten zu verhindern und die Gesundheit zu erhalten.
Hygiene spielt im Betreuungsalltag eine wesentliche Rolle, denn hier wird mit Menschen und Lebensmitteln gearbeitet. Bei beiden ist Hygiene sehr wichtig.

**Händewaschen**
- Hände bis zum Handgelenk für ca. 30 Sekunden einseifen und anschließend abwaschen
- Hände abtrocknen

**Händedesinfektion**
- verhindert im Idealfall das Weitergeben von krankmachenden Keimen
- Je nach Hersteller ist die Einwirkzeit der Händedesinfektion unterschiedlich, im Regelfall jedoch sollten die Hände ca. 30 Sekunden mit der Desinfektion eingerieben werden.

**Schutz und Pflege der Hände**
- Durch Handschuhe kann eine Verunreinigung der Hände mit sichtbarem Schmutz verhindert werden.

- Bei Tätigkeiten an der betreuten Person eignen sich z.B. Latexhandschuhe, bei der Gartenarbeit hingegen sollte man auf Haushaltshandschuhe zurückgreifen.
- Der Wechsel der Handschuhe ist wichtig, um Übertragungen von Keimen zu vermeiden (Handschuhe so ausziehen, dass sie an der möglicherweise kontaminierten Oberfläche nicht berührt werden).
- Nach dem Ausziehen der Handschuhe ist eine Händedesinfektion erforderlich.
- Anschließend die Hände pflegen bzw. eincremen, um eine Austrocknung der Hände zu vermeiden

**Durchführung einer Flächendesinfektion**

- bei verschmutzten Flächen (z.B. WC-Stühle)
- immer Angaben des Herstellers beachten
- unbedingt Handschuhe tragen
- Flächendesinfektionsmittel sind nicht zur Händedesinfektion oder für die Anwendung auf der Haut geeignet.

**Merke:** Die größten Überträger von Keimen sind die Hände. Deswegen sind Händewaschen, eine richtige Händedesinfektion und Handschuhe unbedingt notwendig.
Unterschieden werden die Keime in nicht-krankmachende und krankmachende Keime. Es gibt einige Arten von Keimen, die unser Körper benötigt und wiederum andere, die unserem Körper schaden.

**Wie kommen Keime/Mikroorganismen in unseren Körper?**

- durch verletzte Haut oder Schleimhaut
- durch Einatmen
- durch Verschlucken
- auch durch unverletzte Haut oder Schleimhaut (durch starke Erreger)

**Der Eintritt von Krankheitserregern wird verhindert durch:**
- intakte Haut
- Magensäure
- den Säureschutzmantel der Haut
- normale Keimbesiedelung in Mund, Darm und Haut
- feinste Härchen, z.B. in der Nase
- Infektionskrankheit

**Merke:** Eine Infektionskrankheit ist eine durch Erreger (Pilze, Viren, Bakterien) hervorgerufene Erkrankung. Jedoch nicht jede Infektion führt zwangsläufig zu einer Erkrankung. Bei jeder Infektionskrankheit gibt es im Vorfeld eine Inkubationszeit, dies ist die Zeit zwischen der Infektion mit einem Krankheitserreger und dem Auftreten der ersten Symptome. Die Inkubationszeit ist je nach Erkrankung unterschiedlich lange ausgeprägt.

**Infektionsquellen**
- ein erkrankter Mensch (z.B. HIV, Hepatitis)
- der gesunde Keimträger (er scheidet ohne vorangegangene Erkrankung Krankheitserreger aus)
- weitere Infektionsquellen (Luft, Abwasser, Abfall usw.)

**Infektionswege**
- indirekte Übertragung (kein direkter Kontakt mit erkrankten Menschen, Übertragung erfolgt z.B. durch Hände von Pflegern, Blutdruckgeräte, Pflegeutensilien usw.)
- direkte Übertragung (Schmierinfektion – fäkal/oral, Tröpfcheninfektion, z.B. Husten, Niesen)

**Eintrittspforten für Krankheitserreger**
- Atemwege
- Schleimhäute
- verletzte Haut

- Bindehaut des Auges
- durchbohrte Haut, z.B. durch Stiche von Insekten

**Merke:** Ziel der Betreuungskräfte ist es, mit vorbeugenden Maßnahmen übertragbare Krankheiten zu verhindern und zu bekämpfen. Dies kann in Form von z.B. Händedesinfektion und Flächendesinfektion erfolgen.

## 5.2. Körperpflege

Die Körperpflege trägt zum Wohlbefinden bei und ist für jeden Menschen von großer Bedeutung.
Bei jeder unterstützenden Tätigkeit sollte die betreute Person vor und während des Ablaufes mit Worten begleitet werden.

### 5.2.1. Ganzkörperwaschung im Bett

**Grundregeln bei der Durchführung:**

- auf Wünsche und Bedürfnisse eingehen
- bei Inkontinenz eventuell zuerst Intimpflege durchführen
- nur so viel Entkleiden wie nötig
- Körper von oben nach unten waschen
- bei Pilzbefall: Betroffene Körperregion erst am Ende waschen, bzw. Einmalwaschlappen verwenden, da benutzte Materialien nicht mehr ins Waschwasser gelangen dürfen!

**Material**

- Waschschüssel mit Wasser (Wassertemperatur – den Wünschen der betreuten Person angepasst)

- zwei Waschlappen, zwei Handtücher (je ein Stück für die obere/untere Körperhälfte)
- Einmalhandschuhe, evtl. Toilettenpapier, Einmalwaschlappen für Intimpflege
- Waschlotion, Pflegemittel usw. auf Wunsch und bei Bedarf

**Durchführung**
„Lagerungsmittel und großes Kissen entfernen, ein kleines Kissen belassen. Pflegebedürftigen auf dem Rücken und mit erhöhtem Oberkörper lagern. Zunächst, wenn gewünscht, die reinigende Mundpflege durchführen.“ [1)]

- Da das Gesicht ein intimer Bereich ist, wird immer an den Händen begonnen!
- Gesicht mit klarem Wasser waschen
- Die Augen werden geschlossen von außen nach innen gereinigt, normale Verkrustungen werden sanft entfernt.
- Das Gesicht, angefangen bei der Stirn, waschen, dabei die Ohren und Ohrmuschel nicht vergessen. Alles gut abtrocknen und bei Bedarf bzw. Wunsch eincremen
- Anschließend die Bettdecke bis zur Taille zurückschlagen, oder den Unterkörper mit einem Handtuch abdecken
  Das Hemd ausziehen und ein Handtuch unter den Oberkörper der betreuten Person legen, damit bei der Waschung das Bett nicht nass wird
- Oberkörper mit Seife komplett waschen und gut abtrocknen
- Die betreute Person in Seitenlage bringen, Handtuch auf die Bettfläche auf den Rücken legen, Rücken waschen, abtrocknen und evtl. eincremen. Im Anschluss die betreute Person wieder in Rückenlage bringen

[1)] ISL Akademie NÖ, Aus-, Fort- und Weiterbildung im Gesundheits-, Krankenpflege- und Sozialbetreuungsbereich: Pflege und Betreuung, Lehrskriptum für Heimhilfeausbildung und Unterstützung in der Basisversorgung, 3. Auflage, St. Pölten: Eigenverlag, 2018, Seite 33

- Oberkörper ankleiden
- Waschutensilien wechseln
- Bettdecke komplett entfernen, Intimbereich abdecken
- Handtuch unter die untere Körperhälfte legen
- Bauch ab dem Nabel und die Leisten waschen und trocknen
- Beine und Füße waschen und gründlich abtrocknen, vor allem in den Zehenzwischenräumen, evtl. Beine eincremen, dabei die Zehenzwischenräume (bei Diabetikern) aussparen
- Intimpflege mit frischem Waschwasser durchführen

**„Intimpflege beim Mann**
- Penis waschen und trocknen, dabei die Vorhaut völlig zurückschieben, die Eichel säubern und die Vorhaut wieder vorschieben
- Hodensack von vorne in Richtung Gesäß waschen und trocknen
- den Pflegebedürftigen zur Seite drehen
- Analregion vom Anus in Richtung Kreuzbein waschen und trocknen
- Gesäß waschen und trocknen, bei Bedarf eincremen.“ [2)]

**Intimpflege bei der Frau**
- Beine aufstellen und spreizen lassen
- erst äußere, dann innere Schamlippen spreizen, reinigen und abtupfen
- Pflegebedürftige zur Seite drehen
- Analregion vom Anus in Richtung Kreuzbein (von vorne nach hinten) waschen und trocknen
- Gesäß waschen und trocknen, bei Bedarf eincremen im Anschluss das Handtuch entfernen, betreute Person komplett anziehen und lagern

[2)] ISL Akademie NÖ, Aus-, Fort- und Weiterbildung im Gesundheits-, Krankenpflege- und Sozialbetreuungsbereich: Pflege und Betreuung, Lehrskriptum für Heimhilfeausbildung und Unterstützung in der Basisversorgung, 3. Auflage, St. Pölten: Eigenverlag, 2018, Seite 34

Nun wird nach Wunsch Kosmetik und Parfüm angewendet. Die Haare werden gekämmt und frisiert, beim Mann wird gegebenenfalls der Bart rasiert.
Bei einer Ganzkörperwaschung mit einer Waschschüssel im Bett verbleiben immer Seifenreste auf der Haut.
Dies lässt sich nur vermeiden, wenn zwei Waschschüsseln verwendet werden: eine mit Seifenwasser und eine mit klarem Wasser (bei klarem Wasser bitte nur Einmal-Waschlappen verwenden, da sonst erneut Seife ins Wasser und somit auf die Haut gelangt).
Diese Variante sollte bei Menschen mit empfindlicher Haut oder bei Menschen, die das Duschen bzw. Waschen unter fließendem Wasser gewohnt sind, gewählt werden.
Eine Verschmutzung des Waschwassers lässt sich bei z.B. Harn- und Stuhlinkontinenz nur vermeiden, wenn mit Einmalwaschlappen gearbeitet wird.
Eine Ganzkörperwaschung eignet sich hervorragend, um eine komplette Hautanalyse durchzuführen.

### 5.2.2. Ganzkörperwaschung am Waschbecken

Die teilweise oder vollständige Übernahme der Körperpflege am Waschbecken ist häufig bei älteren Menschen, die nicht bettlägerig sind, notwendig, da diese die Körperpflege oft durch eine Einschränkung oder Erkrankung nicht mehr selbständig durchführen können. Wenn eine betreute Person nicht mehr richtig stehen kann, dann sollten die Waschung der Beine und die Intimpflege vor dem Aufstehen im Bett stattfinden.

**Vorbereitung**

- Hausschuhe und Bademantel anziehen lassen und die betreute Person (bei eingeschränkter Mobilität) zum Waschbecken begleiten

- die Sitzgelegenheit mit einem Tuch abdecken
- auf Wunsch Mundpflege und Rasur durchführen (nach Möglichkeit selbst machen lassen)

**Durchführung**

- Jene Körperteile, die die betreute Person selbst waschen kann, sollten auch selbst gewaschen werden.
  Bei z.B. Füßen, Rücken und Intimbereich ist eventuell eine Übernahme der Waschung nötig.

- Abhängig vom Allgemeinzustand der betreuten Person, sollte man diese beaufsichtigen oder in der Nähe bleiben.

Wenn eine pflegebedürftige Person Hilfestellung beim Waschen benötigt:

- Oberkörper auskleiden, waschen, trocknen und wieder ankleiden
- wenn möglich – betreute Person aufstehen lassen (sie sollte sich festhalten können)
- Unterkörper auskleiden
- betreute Person sitzen lassen, Kleidungsstücke entfernen und die Beine, Füße waschen (evtl. Fußbad machen), abtrocknen und bis zu den Knien ankleiden
- betreute Person aufstehen lassen
- Intimbereich waschen und trocknen
- betreute Person ankleiden, Handtuch auf der Sitzgelegenheit entfernen und hinsetzen lassen
- Haare kämmen, frisieren, auf Wunsch Rasur oder Bartpflege, Kosmetika, Parfüm verwenden
- betreute Person vom Waschbecken zum Bett oder Tisch geleiten

Wenn die Ausführung von Handlungsabläufen gestört ist, wie z.B. bei einer ausgeprägten Demenz, dann ist eine vollständige Übernahme der Waschung notwendig.

### 5.2.3. Teilwaschung

„Bei Teilwaschungen wird nur ein bestimmter Teil des Körpers gewaschen.

- Teilwaschung Hände und Gesicht: zur Erfrischung und Reinigung morgens, vor und nach den Mahlzeiten, abends vor dem Zubettgehen
- Teilwaschung Unterkörper (Intimpflege): bei Inkontinenz oder bei liegendem Blasenkatheter (Katheterpflege)
- Teilwaschung Oberkörper: z.B. bei starkem Schwitzen.“ [3)]

### 5.2.4. Voll- und Teilbäder

Baden dient der Entspannung von Muskulatur und Seele und reinigt den Körper. Individuell angepasst, kann zu jeder Tageszeit gebadet werden.

**Wann muss man bei einem Vollbad Vorsicht walten lassen und Rücksprache mit einer Fachkraft halten?**

- bei Herz-Kreislauf-Erkrankung
- bei offenen Wunden
- bei Hautkrankheiten
- bei Infektionen
- bei Schwerkranken

**Badevorbereitungen**

- richtige Raumtemperatur
- Badematten, vor und in der Badewanne
- Hörgerät entfernen
- vorher Toilettenbesuch

[3)] ISL Akademie NÖ, Aus-, Fort- und Weiterbildung im Gesundheits-, Krankenpflege- und Sozialbetreuungsbereich: Pflege und Betreuung, Lehrskriptum für Heimhilfeausbildung und Unterstützung in der Basisversorgung, 3. Auflage, St. Pölten: Eigenverlag, 2018, Seite 37

- Wünsche bzgl. Temperatur (mit Hilfe eines Badethermometers) und Badezusätze beachten
- zuerst wenig Wasser einlassen, Pflegebedürftige(n) in die Wanne sitzen lassen, dann das Wasser auffüllen (nicht zu viel!)
- zur Körperpflege anleiten, ggf. übernehmen
- Vitalzeichen kontrollieren
- kühl abduschen
- aus der Wanne heraushelfen

**Bei Komplikationen**

- Wasser ablassen, betreute Person aufrichten
- eventuell kühl abwischen oder duschen
- Vitalzeichen kontrollieren, gegebenenfalls Arzt/Ärztin, Rettung informieren

### 5.2.5. Duschen

**Vorbereitung, Durchführung und Nachbereitung**

- rutschfeste Matte in die Dusche legen
- Badvorleger vor die Dusche legen
- wenn vorhanden, rutschfesten Duschstuhl in die Dusche stellen
- wenn vorhanden, auf Haltegriffe hinweisen
- gewünschte Temperatur einstellen
- bei den Beinen und Armen beginnen, dann den Rücken, den vorderen Oberkörper und dann den Intimbereich
- zum Schluss auf Wunsch Haare und Gesicht waschen
- Hautpflege durchführen
- Hilfestellung beim Ankleiden

**Merke:** Die Körperpflege kann wie eine leichte Turnübung sein. Sie dient dadurch der Aktivierung.

### 5.2.6. Haarpflege

- Kämmen, bürsten, frisieren und waschen

- Kopfhaut betrachten, auf eventuellen Schorf oder starke Schuppen achten
- Haarschmuck darf nicht drücken
- Wenn die Haare im Bett gewaschen werden müssen, darauf achten, dass nichts nass wird oder ggf. Bettwäsche und Kleidung im Anschluss wechseln.
- Trägt die betreute Person Hörgeräte, so müssen diese vor der Waschung entfernt werden (Darauf achten, dass kein Wasser in den Ohren bleibt!).
- wenn die Haare fertig gewaschen und frisiert sind, einen Spiegel reichen, damit er/sie sich betrachten kann

### 5.2.7. Bartpflege

- Trockenrasur mit elektrischem Rasierapparat
- Barthaare werden vor dem Spiegel trocken rasiert.
- nach Gebrauch den Rasierapparat mittels eines kleinen Pinsels reinigen
- bei Bartträgern: den Bart regelmäßig kämmen und waschen, immer wieder zurückschneiden, damit er in Form bleibt

**Gesichtsbehaarung bei Frauen**

- auf Wunsch Haare mittels Pinzette zupfen
- eventuell nach Absprache Kosmetikerin hinzuziehen
- eventuell nach Absprache Rasur in Erwägung ziehen

### 5.2.8. Hautpflege

Zu langes und häufiges Baden ist schädlich für die Haut, da diese austrocknet und somit anfälliger für Krankheitserreger wird; Duschen wäre für die Haut verträglicher.

Zuviel Seife schadet ebenfalls; bei übermäßiger Verwendung kann die Haut reagieren, z.B. in Form von Jucken, Brennen oder Schuppen.
Deshalb ist es wichtig, die Haut nach dem Waschen mit Seife, mit klarem Wasser abzuwaschen.
Um Schmutz bzw. Talg besser entfernen zu können, ist es dennoch wichtig, ein Seifen-Wassergemisch zu benutzen.
Dafür sollte eine pH-neutrale Seife, die rückfettende Substanzen enthält, verwendet werden.
Nach dem Waschen ist es wichtig, die Haut gut abzutrocknen (je nach Hauttyp vorsichtig tupfen). Dies reduziert die Anfälligkeit für Infektionen und ein Wundwerden.
Besonders bei bettlägerigen Menschen dient diese Maßnahme, um eine Haut auf Haut-Reibung (Intertrigo) zu verhindern.
Es können auch z.B. Leinenlappen unter die Brust oder in die Leisten gelegt werden, damit Schweiß und Flüssigkeiten aufgesaugt werden.

**Merke:** Alles, was man nass macht, muss auch wieder trocken gemacht werden!

**Hautpflegemittel**
- dienen der Erhaltung und Wiederherstellung der normalen Hautbeschaffenheit und sind, dem Hauttyp angepasst, auszuwählen
- W/O (Wasser in Öl Emulsionen) bei trockener Haut, z.B. Bepanthen, Linola
- O/W (Öl in Wasser Emulsion) bei normaler Haut, z.B. Bodylotion, Tagescreme

**Ölbäder**
- rückfettend für die Haut
- bei sehr trockener Haut 2 bis 3 Mal wöchentlich anwenden

**Ziel der Hautpflege**

- Reinigung
- Förderung der Wahrnehmung
- Förderung des Wohlbefindens

## 5.2.9. Nagelpflege

- Nicht beschädigtes Nagelbesteck verwenden
- Unbedingt auf Sauberkeit achten
- Nach dem Baden ist die Nagelpflege sinnvoller, da die Nägel bereits eingeweicht sind.
- Fingernägel rund schneiden, Zehennägel gerade (wenn möglich sämtliche Nägel feilen). Dies verhindert ein Einwachsen der Nägel.
- Verletzungen vermeiden, dies könnte sonst eine langwierige Nachbehandlung in Anspruch nehmen (Vorsicht bei Einnahme von blutverdünnenden Medikamenten)
- Sollte eine Verletzung stattfinden, die Wunde desinfizieren, ggf. den Arzt/die Ärztin informieren
- Bei Diabetikern sollte die Nagelpflege von einer Fachkraft durchgeführt werden, da die Wundheilung bei Diabetikern gestört ist und somit bereits kleinste Verletzungen ein Risiko darstellen.
- Eingewachsene Nägel, Hühneraugen, starke Hornhautbildung am Fuß gehören ebenfalls in den Aufgabenbereich einer Fachkraft (Fußpflege).

## 5.2.10. Augen-, Nasen-, Ohrenpflege

Bei normaler Funktion des Auges ist keine spezielle Augenpflege notwendig; die Augenpflege wird im Zuge der Gesichtsreinigung durchgeführt.

**Schutzeinrichtung des Auges**
- Augenbrauen
- Augenlider
- Augenwimpern und Tränenflüssigkeit

**Spezielle Augenpflege-Maßnahmen**
- Austrocknung verhindern, bei fehlendem Lidschlag (z.B. nach Schlaganfall)
- Verklebungen und Verkrustungen lösen (bei Entzündungen und viel Sekret)
- Augenprothesen und Kontaktlinsen reinigen
- Bei Augenerkrankungen und nach Augenoperationen
- Fremdkörper entfernen und Auge reinigen

**Durchführung**
- Erhöhter Oberkörper, bzw. sitzend, Kopf leicht nach hinten neigend
- Hygienische Händedesinfektion
- Augenlider, Wimpern, Augeninnenwinkel und am Schluss die Umgebung, mit feuchtem Tupfer, von außen nach innen, reinigen
- Tupfer nur einmal verwenden, um einer Infektion vorzubeugen
- Vorgang wiederholen, bis das Auge sauber ist
- Aufräumen

Wenn die betreute Person eine Brille trägt, muss diese täglich (mit klarem Wasser) gesäubert und mit einem fusselfreien Tuch getrocknet werden.

**Merke:** Wichtig ist, dass vor der Augenpflege die Hände gewaschen und desinfiziert werden.
Immer von außen nach innen (in Richtung Tränenkanal), sanft und behutsam wischen!
Dies ist der natürliche Abflussweg für Sekrete!

**Nasenpflege**

- Bei gesunden Menschen reinigt sich die Nase beim Schnäuzen.
- Spezielle Pflege ist bei Menschen mit Verletzungen der Nase oder bei nasalen Sonden angebracht.

**Material**

- Kompresse (aus Papiertaschentuch formen)
- ggf. Nasensalbe, wenn der Arzt dies angeordnet hat
- Handschuhe
- Reinigungslösung (z.B. Olivenöl)
- Abfallsack

Den zu Pflegenden über die Handlungen informieren, Nase genau anschauen, eventuelle Verkrustungen einweichen und anschließend mit einer Kompresse in einer drehenden Bewegung entfernen. Zum Schluss gegebenenfalls Nasensalbe auch mit Hilfe einer Kompresse in die Nasenlöcher einbringen.
Alle Utensilien aufräumen bzw. entsorgen!

**Ohrenpflege**

Ohren reinigen sich selbst. Die Ohrmuschel kann aber z.B. mittels eines Tupfers gereinigt werden. Sollte das Ohrenschmalz nicht aus dem Gehörgang abfließen können, müssen die Ohren von einem HNO- Arzt gereinigt werden.
Falls die betreute Person Hör- oder Sehhilfen benötigt, bitte darauf achten, dass diese auch getragen werden. Die Funktionstüchtigkeit der Hilfen regelmäßig überprüfen.

### 5.2.11. Mundpflege

Sie ist ein wichtiger Teil der Körperpflege und beugt Erkrankungen vor.
Die Mundpflege sollte mindestens zwei Mal täglich erfolgen.

**Zähneputzen im Bett**

**Material:**
- Handtuch
- kleiner Zahnputzbecher, etwas mehr als die Hälfte mit lauwarmem Wasser gefüllt
- Zahnbürste und Zahnpasta
- Spuckschale

**Vorgehensweise**
- Pflegehandlung mit Worten begleiten
- Oberkörper hochlagern
- Brustbereich mit einem Handtuch abdecken
- Mund mit Wasser spülen, die Zähne, wenn möglich, selbst putzen lassen, ggf. unterstützen
- den Mund nach dem Putzen ausspülen lassen (Spuckschale)
- Abtrocknen
- bequem Lagern
- Aufräumen

**Zahnpflege bei Prothesen**
- Prothesen zwei Mal täglich unter fließendem Wasser reinigen
- restliche Zähne wie beschrieben reinigen
- Prothese immer in feuchtem Zustand in den Mund setzen, ggf. Haftcreme verwenden. Dabei beachten: so wenig wie möglich und so viel als nötig!
- Zahnprothese möglichst ständig tragen (Gefahr einer Kieferverformung)
- Wenn dies auf Grund z.B. einer Bewusstseinseintrübung oder von Infektionen nicht möglich ist, dann die Prothese über Nacht in einen Behälter mit Wasser geben.

**Mundpflege bei schwer kranken Menschen**

Wenn die Nahrungszufuhr und die Flüssigkeitszufuhr eingeschränkt sind, ist eine spezielle Mundpflege notwendig, da die Schleimhäute austrocknen und somit ein günstiger Nährboden für Infektionen geschaffen wird. Hier ist mehrmals täglich eine Mundpflege angebracht.

**Material**
- Malven- oder Kamillentee (lauwarm in einem Becher)
- Handschuhe
- Tupfer
- Handtuch
- eventuell Lemonsticks (bei intakter Schleimhaut)
- Mundpflegestäbchen (bei Personen, die eventuell zubeißen könnten)
- Eventuell Butter-Honig-Gemisch (Butter fettet, Honig hat eine antiseptische Wirkung), wenn die betreute Person dies mag.
- Lippenpflege (z.B. Labello oder Butter-Honig-Gemisch)

**Durchführung**
- Pflegehandlung mit Worten begleiten
- Oberkörper hochlagern
- Handtuch über den Brustbereich legen
- Tupfer/Kompresse über den Finger wickeln
- z.B. Butter-Honig-Gemisch auf den Tupfer geben
- oberes und unteres Zahnfleisch sanft mit dem Finger umfahren
- Gaumen und Zunge pflegen
- Vorsicht, nicht zu weit Richtung Rachen fahren: Würgereflex
- immer wieder verschmutzten Tupfer wechseln

**Merke:** Verkrustungen und Borken lassen sich mit einem Butter-Honig-Gemisch leichter entfernen, da die Butter die Krusten weicher macht. Niemals die Verkrustungen mit zu viel Druck entfernen – Verletzungsgefahr!

## 5.3. An- und Auskleiden

Die Kleidung sollte immer in Absprache mit der betreuten Person ausgewählt werden. Ebenfalls ist darauf zu achten, dass die Kleidung der Jahreszeit entspricht und, wenn möglich, von der betreuten Person selbst angezogen wird.
Darüber hinaus sollte sie aus atmungsaktivem Material bestehen (z.B. Baumwolle oder Leinen) und bequem sein.
Aus psychologischer Sicht ist es wichtig, dass betreute Personen sich bei längerem Aufbleiben anziehen, da ansonsten eventuell das Krankheitsgefühl verstärkt wird.
Beim Anziehen sollte der Betreuer/die Betreuerin darauf achten, dass bei einer in der Bewegung eingeschränkten Person auf der betroffenen Seite mit dem Anziehen begonnen wird. Beim Entkleiden verhält es sich genau umgekehrt.

**Merke:** Generell gilt: ressourcenorientiert betreuen!
Das bedeutet, die betreute Person sollte das, was sie noch selbst machen kann, auch selbst machen. Der/die BetreuerIn sollte dabei Hilfestellung geben.

## 5.4. Essen, Trinken und Arzneimittelaufnahme

Dass eine betreute Person Hilfestellung bei der Nahrungs- und Flüssigkeitsaufnahme benötigt, kann verschiedene Ursachen haben:

- Zittern
- Sehstörungen
- Lähmungen
- schwacher Allgemeinzustand

Wenn eine betreute Person Hilfestellungen beim Essen und Trinken benötigt, ist es wichtig, auf Augenhöhe zum Pflegebedürftigen zu sitzen und wenn möglich, die Mahlzeiten am Tisch einzunehmen. Wenn die Mahlzeiten, z.B. aufgrund eines schlechten Allgemeinzustandes im Bett eingenommen werden müssen, unbedingt die betreute Person in eine sitzende Position bringen, bei der kein seitliches Wegkippen möglich ist.

- Der betreuten Person genügend Zeit zum Essen geben; ältere Menschen benötigen dafür meist etwas länger.
- Anregen gut zu kauen, da das Essen dann leichter verdaulich ist (Speichelproduktion wird dadurch angeregt)

### 5.4.1. Schluckstörungen

Typisch für eine Schluckstörung sind Husten, Würgen und dass Speisereste bzw. Speichel aus dem Mund fließen. Bei solchen Anzeichen ist umgehend eine Fachkraft zu informieren!

**Um das Schlucken zu erleichtern, kann man folgendes tun:**

- Flüssigkeit eindicken
- Nahrung pürieren (z.B. Gemüse, Fisch und Kartoffeln alles einzeln pürieren, das Auge isst mit). Jede pürierte Speise muss im gleichen Maße püriert werden – nicht ein Teil grob, der andere fein (alles dieselbe Konsistenz)
- kleinere Portionen mehrmals über den Tag verteilen
- Esshilfen und Trinkbecher
- auch nach dem Essen aufrecht sitzen bleiben (ca. 20-30 Min.)
- auf die Mundhygiene achten

**Merke:** Es gibt verschiedene Hilfestellungen beim Essen und Trinken, so kann man z.B. mit speziellem Geschirr (rutschfester Teller, Tasse mit zwei Henkeln, etc.) der betreuten Person noch einen Teil der Selbstständigkeit erhalten.

### 5.4.2. Zahnprothese

- Zahnprothese auf ihren Sitz kontrollieren, bei schlechtem Sitz einen Zahnarzt hinzuziehen
- immer wieder im Mund kontrollieren, ob durch die Prothese kein Druck am Zahnfleisch entsteht (dies kann ein Grund sein, warum ein Mensch nicht mehr essen möchte)
- die Prothese immer im feuchten Zustand einsetzen
- Zahnprothese nach den Mahlzeiten unter fließendem Wasser mit einer Zahnbürste reinigen, anschließend wieder einsetzen

### 5.4.3. Arzneimittel

Es gibt verschiedene Arten der Einnahme von Medikamenten: Manche sollten z.B. auf nüchternen Magen oder zu den Mahlzeiten eingenommen werden. Andere sollten nicht im Zusammenhang mit Milchprodukten eingenommen werden. Diesbezüglich ist immer der Arzt/die Ärztin oder die Fachkraft zu fragen, wenn Unklarheiten bestehen. Wichtig ist, dass Medikamente immer mit ausreichend Flüssigkeit eingenommen werden, damit sie ihren Entfaltungsort auch erreichen.
Die BetreuerInnen sollten darauf achten, die betreute Person täglich an die Einnahmezeiten der Medikamente zu erinnern.
**Nicht alle Medikamente dürfen gemörsert werden!**

## 5.5. Toilette und Inkontinenzprodukte

### 5.5.1. Hilfestellung beim Toilettengang

Es muss stets bedacht werden, dass jede Form der benötigten Hilfestellung eine weitere Einschränkung der Selbstständigkeit für die betreute Person bedeutet.

Ausscheidungsvorgänge beinhalten immer die Thematik von Nähe und Distanz, Ekel und Intimsphäre. Jeder Mensch besitzt ein natürliches Schamgefühl. Wenn möglich sollte bei Stuhl- und Harnentleerung das Zimmer verlassen werden, um die Intimsphäre der betreuten Person zu wahren.

Wenn eine betreute Person Hilfe bei der Toilettenbenützung benötigt, diese aber z.B. aufgrund seines/ihres Schamgefühls nicht möchte, so sollte dies offen angesprochen werden – falls erforderlich mit Hilfe einer Fachkraft. Unausgesprochene Themen schaffen oft Stresssituationen!

**Mögliche Hilfsmittel**
- Leibstuhl
- Leibschüssel (für Personen, die ihr Gesäß anheben können)
- Harnflasche

### 5.5.2. Inkontinenz/Inkontinenzprodukte

Harninkontinenz bedeutet, dass Menschen ihren Harnabgang nicht mehr oder nur mehr unzureichend kontrollieren können. Dies kann auch dazu führen, dass sich Menschen sozial zurückziehen – aus Scham oder weil sie Angst haben, dass sie nach Urin riechen.

**Falls folgende Abweichungen beobachtet werden:**
- rötlicher Harn (Blut im Harn)
- übelriechender Harn (trüber Harn)
- massiver Harndrang
- bei viel Flüssigkeitszufuhr und wenig Ausscheidung
- bei viel Ausscheidung und wenig Zufuhr
- bei Schmerzen beim Wasserlassen und im unteren Bauchbereich

**sollte eine Fachkraft informiert werden!**

**Produkte, die verwendet werden können:**
- offenes System (Vorlage wird in Netzhose getragen, Auslaufschutz an den Seiten)
- geschlossenes System (wird in der Regel nur bei schwerer Inkontinenzform verwendet/verordnet)

**Harnableitungssysteme:**
- Blasenverweilkatheter (ärztliche Anordnung, Infektionsgefahr!)
- Urinalkondom (bei Männern)

**Stuhlinkontinenz**
Die Stuhlinkontinenz bedeutet, dass Menschen nicht mehr oder nicht mehr vollständig in der Lage sind, die Darmentleerung zu kontrollieren!
Stulinkontinenz wird in drei Grade eingeteilt:
- leichte Verschmutzung der Unterwäsche und unkontrollierter Gasabgang
- häufige Verschmutzung der Unterwäsche und unkontrollierter Gas- und Stuhlabgang
- vollständig unkontrollierbarer Gas- und Stuhlabgang (Inkontinenzmaterial notwendig)

**Durchfall (Diarrhoe)**
- hoher Flüssigkeitsverlust – diesen ausgleichen (z.B. Schwarztee)
- Elektrolythaushalt auffüllen (z.B. Gemüsebrühe)
- Zwieback
- Wenn Durchfall länger anhält – Fachkraft informieren!

**„Krankhafte Veränderung der Stuhlfarbe:**
- rotbraun bis dunkelrot – bei Blutungen
- grau-lehmfarben bei Gallensteinleiden
- grünlich-flüssig bei Salmonellen.“ [4)]

[4)] BAG, Bundesarbeitsgemeinschaft Freie Wohlfahrt, Bundesministerium für Soziales und Konsumentenschutz: Skriptum Personenbetreuung. http://bag.braintrust.at/d30, November 2018, S. 39

Krankhafte Veränderungen der Stuhlausscheidungen, Durchfall mit Blutbeimengung (blutiger Stuhlgang) könnten Zeichen einer schwerwiegenden Erkrankung sein.
In diesen Fällen ist eine Fachkraft zu informieren!

## 5.6. Aufstehen, Gehen, Niedersitzen, Niederliegen

„Im Rahmen der Mobilisation spielen die Ressourcen (Fähigkeiten) des Klienten eine große Rolle. Sie unterstützen ihn und sollten gefördert werden!
Hilfe zur Selbsthilfe ist das Motto – Ressourcen gibt es immer!“ [5)]

**Zunächst ist zu prüfen, ob der Allgemeinzustand es erlaubt, eine(n) Transfer/Mobilisation durchzuführen:**

- Der Kreislauf muss stabil sein.
- Die betreute Person sollte keine Atemnot haben.
- Auf Bewegungseinschränkungen ist zu achten.

**Regeln für Transfer und Mobilisation**

- den Ablauf gemeinsam planen und besprechen
- klare Anweisungen geben
- nicht an den Oberarmen, sondern am Rumpf halten
- korrekte Position von Sessel, Rollstuhl, Hilfsmittel vor dem Transfer überprüfen
- allgemeine Situation der betreuten Person wahrnehmen (z.B. Angst, Schmerzen)

**„Genaue Beobachtung der Haltung und Bewegung des Klienten durch den/die Personenbetreuer/In. Um bei der Mobilisation effizienter helfen zu können, ist wichtig:**

- Kopfhaltung

[5)] BAG, Bundesarbeitsgemeinschaft Freie Wohlfahrt, Bundesministerium für Soziales und Konsumentenschutz: Skriptum Personenbetreuung. http://bag.braintrust.at/d30, November 2018, S. 103

- Beinstellung
- Schultern, Nacken
- Wirbelsäule
- Schonhaltung (durch Verletzung, Schmerzen, Gips, Schiene, Verband u.Ä.)

**Transfer in der Praxis**

Im folgenden Text ist das Vorgehen bei den unterschiedlichen Transferarten kurz beschrieben:

- **Von Rückenlage zur Seite drehen** → Beine aufstellen und Oberkörper zur Seite drehen, Arme zur Seite mitnehmen
- **Rutschen im Bett nach links-rechts bzw. in Richtung Fuß- oder Kopfende**
  In Rückenlage (RL) Beine aufstellen, Becken heben und rutschen, Kopf und Schulter bewegen sich in entsprechende Richtung mit → Personenbetreuer greift und unterstützt am Fuß und Oberschenkel.
  In Seitenlage (SL) → Personenbetreuer greift beim Becken und an der Taille und gibt Hilfe zum Rutschen.
- **Von Seitenlage zum Sitzen im Bett** → SL, dann Beine anwinkeln; Abstützen beider oberer Extremitäten, den Oberkörper hochdrücken; Personenbetreuer übt Druck an der Schulter und am Becken aus.
- **Schinkengang – Rutschen am Bett/im Sessel** → Gewichtsverlagerung auf dem Becken nach links und rechts abwechselnd, um nach vorne zu rutschen – Rutschen mit Hilfe der Oberschenkel, Oberkörper eventuell auch dabei nach vorne beugen
- **Vom Sitzen am Bett zum Stehen** → Griff am Becken – Personenbetreuer ist seitlich (bei selbstständigem Patienten) → ist viel Hilfe nötig: Helfer steht vor dem Patienten, dieser gibt seine Arme auf die Schultern des Helfers → Knie des Patienten werden durch die Knie des Helfers stabilisiert.

- **Aufstehen und Hinsetzen vom Sessel** → Beachte die Stellung der Füße → nach vorne rutschen → Oberkörper vorbringen! (Zusammenklappen) → Gewicht nach vorne verlagern! Arme abstützen → der Personenbetreuer steht seitlich und hilft beim Becken bzw. Oberkörper.
- **Hinsetzen: Ergreifen der Lehnen** → Spüren der Sitzfläche in den Kniekehlen, dann erst hinsetzen → OK (Oberkörper) vorbringen (Zusammenklappen) → Gewicht verlagern.“ [6)]

**Merke:** Ressourcenorientiert arbeiten, wahrnehmen, beobachten und alle Handlungen absprechen. Heben wenn möglich vermeiden, rücken- und kraftschonend arbeiten!

## 5.7. Vorbeugende Maßnahmen (Prophylaxe) in der Betreuung

Als Prophylaxe bezeichnet man eine Maßnahme zur Vorbeugung von Erkrankungen.

### 5.7.1. Druckgeschwür (Dekubitus)

**Der Dekubitus wird in vier Schweregrade eingeteilt**

- „1. Grad: Hautrötung
- 2. Grad: Blasenbildung, oberflächlicher Hautdefekt
- 3. Grad: Defekt aller Hautschichten und Nekrosen bis zur Knochenhaut
- 4. Grad: wie 3. Grad, aber zusätzlich Knochenbeteiligung.“ [7)]

[6)] BAG, Bundesarbeitsgemeinschaft Freie Wohlfahrt, Bundesministerium für Soziales und Konsumentenschutz: Skriptum Personenbetreuung. http://bag.braintrust.at/d30, November 2018, S. 104, 105

[7)] Gerhart, Rosemarie, Haase, Brigitte u.a.: Altenpflege Konkret. Gesundheits- und Krankheitslehre, 3. Auflage, München: Urban und Fischer, September 2008, S. 164

**Risikogruppen- und Faktoren:**
- bettlägerige Personen
- schlechter Ernährungszustand
- schlechter Allgemeinzustand
- bewegungseingeschränkte Personen
- Durchblutungsstörungen
- Inkontinenz
- Unter- oder Übergewicht
- Wahrnehmungsstörungen (z.B. durch Schlaganfall)
- Falten oder Fremdkörper im Bett
- nicht-intakte Haut (z.B. trockene, rissige Haut)
- Verschiebungen der Hautschichten

**Gefährdete Stellen am Körper bei Rücken- und Seitenlage:**
- Hinterkopf
- Nacken/Schulterblatt
- Ohrmuschel
- Steißbein
- Fersen/Knöchel
- Innen- und Außenknöchel am Fuß
- kompletter Ellbogen
- Hüfte/Knie

Bei etwaigen Rötungen der Haut immer wieder einen Fingerdrucktest durchführen (mit einem Finger auf die Hautrötung drücken. Entsteht ein weißer Rand und ist nach dem Loslassen für kurze Zeit der Fingerabdruck weiß, so bedeutet dies, dass man die Rötung wegdrücken kann, in dem Fall ist es kein Dekubitus).
Bei Rötungen, die sich nicht wegdrücken lassen, ist eine Meldung an eine Fachkraft erforderlich.

**Maßnahmen zur Vermeidung eines Druckgeschwüres (Dekubitus)**
- Lagerung bzw. Lagewechsel durchführen (z.B. mit Kissen)
- Antidekubitusmatratze

- Mobilisation
- Bewegungsübungen durchführen (aktiv oder passiv z.B. Radfahren in der Luft, im Bett)
- Hautpflege und Durchblutungsförderung
- Verschiebungen der Hautschichten vermeiden (beim Zurechtrücken)
- gesunde Ernährung
- ausreichende Flüssigkeitszufuhr

## 5.7.2. Austrocknung (Exsikkose)

**Austrocknung = Exsikkose**
**Flüssigkeitsmangel = Dehydration**
Ältere Menschen vergessen öfters zu trinken bzw. es lässt das Durstempfinden im Alter nach. Deswegen empfiehlt es sich, immer wieder ein Getränk anzubieten und nachzusehen, ob dieses auch getrunken wird. Zum Durstlöschen sind Wasser, oder ungesüßter Tee am besten geeignet. Getrunken werden darf, wenn aus medizinischer Sicht nichts dagegenspricht, jedoch alles, was gerne getrunken wird (Alkohol und stark zuckerhaltige Getränke in Maßen).

**Es gibt verschiedene Faktoren, die es besonders notwendig machen, dass ein Mensch genug trinkt:**
- vermehrtes Schwitzen
- harntreibende Medikamente
- Durchfall
- Fieber

Bei vermehrtem Schwitzen, Durchfall und Fieber ist zudem eine Meldung an eine Fachkraft erforderlich.

**Symptome einer Dehydration:**
- Kopfschmerzen
- Blutdruck und Puls sind nicht im Normalbereich.
- Harn ist sehr konzentriert (dunkel in der Farbe) und in der Menge gering.
- Müdigkeit
- Schwindel
- ausgetrocknete Schleimhäute, trockene Lippen, etc.
- Verwirrtheit

Wichtig ist es, die Haut und die Schleimhäute zu beobachten. Hautfaltentests sind durchzuführen (Hautfalte z.B. am Handrücken, zwischen zwei Finger nehmen, die gebildete Hautfalte sollte sich schnell zurückbilden. Ist dies nicht der Fall, ist das ein erstes Anzeichen von Flüssigkeitsmangel).

**Merke:** Ein Mensch, wenn vom Arzt nicht anders angeordnet, benötigt am Tag ca. 1,5 bis 2 Liter Flüssigkeit. Sie werden teilweise mit dem Essen und teilweise durch Trinken aufgenommen.

### 5.7.3. Wundreiben (Intertrigo)

„Intertrigo (lat.) bedeutet „wund reiben“. Durch die Scheuerwirkung von zwei aufeinandertreffenden Hautfalten treten Hautveränderungen in Form von Rötungen und/oder Juckreiz auf.

**Gefährdete Menschen für Intertrigo sind:**
- übergewichtige Personen
- stark schwitzende Personen
- Menschen mit Fieber
- Menschen mit schlechtem Allgemeinzustand
- Diabetiker

**Gefährdete Körperstellen sind alle Körperstellen, an denen Haut auf Haut liegt, z.B.:**
- unterhalb der Brust

- zwischen den Bauchfalten
- zwischen den Zehen
- in der Leistengegend
- unter den Achseln

**Vorbeugende Maßnahmen sind:**

- Hautfalten nach der Körperpflege gut abtrocknen, aber nicht reiben, weil sonst die Haut aufgescheuert wird
- tägliche Inspektion der Hautfalten
- bei stark schwitzenden Personen häufige Körperpflege
- Übergewicht nach Möglichkeit abbauen
- saugfähige Kleidung verwenden (Kleidung aus Baumwolle).“ [8)]

Bei einer Veränderung der Haut, in Form von Rötungen oder Juckreiz, ist eine Meldung an eine Fachkraft erforderlich.

**Merke:** Hautbeobachtung sollte man regelmäßig durchführen, denn bei nicht intakter Haut ist die Infektionsgefahr groß.

### 5.7.4. Bewegungseinschränkung (Kontrakturen)

Kontrakturen können vielfältige Ursachen haben. Eine häufige Ursache ist mangelnde Bewegung, z.B. durch Bettlägerigkeit oder Immobilität. Bei Gelenkruhigstellung oder Störung des zentralen Nervensystems (z.B. Halbseitenlähmung nach einem Schlaganfall) kann es ebenfalls zu Kontrakturen kommen.

**Maßnahmen:**

- „Lagerung: Funktionslagerung (Gelenkmittelstellung), Lagewechsel
- Bewegungsübungen, Mobilisation

[8)] BAG, Bundesarbeitsgemeinschaft Freie Wohlfahrt, Bundesministerium für Soziales und Konsumentenschutz: Skriptum Personenbetreuung. http://bag.braintrust.at/d30, November 2018, S. 50

- Passives und aktives Bewegen aller Gelenke.“ [9]
- Schmerzmittel zur Vermeidung von Schonhaltungen bei Schmerzen

Bei Schonhaltung oder Schmerzen im Gelenksbereich ist eine Meldung an eine Fachkraft erforderlich.

### 5.7.5. Stuhlverstopfung (Obstipation)

- auf ausreichend Flüssigkeitszufuhr achten (im Normalfall 1,5 bis 2 Liter)
- auf nüchternen Magen ein Glas lauwarmes Wasser trinken
- gesunde ausgewogene Ernährung
- ausreichend Bewegung
- Entspannung
- bei hartem Stuhlgang Gabe von Sauerkrautsaft, eingelegten Pflaumen, Pflaumensaft, Buttermilch, Dörrobst, Leinsamen in Naturjoghurt etc.
  Weitere Nahrungsempfehlungen wurden in Kapitel 6.3.3. (Ernährungstipps bei Darmträgheit) angeführt.

Bei Bauchschmerzen, Schmerzen beim Absetzen des Stuhlganges, sehr hartem Stuhlgang, mehreren Tagen ohne Stuhlgang oder nur sehr wenig Stuhlgang bzw. wenn die betreute Person das Gefühl hat, nicht vollständig entleert zu sein, ist eine Meldung an eine Fachkraft erforderlich.

Häufig betroffen sind bettlägerige Menschen (Bewegungsmangel) oder Menschen, die Medikamente einnehmen müssen, welche einen negativen Einfluss auf die Darmbewegungen haben.

[9] BAG, Bundesarbeitsgemeinschaft Freie Wohlfahrt, Bundesministerium für Soziales und Konsumentenschutz: Skriptum Personenbetreuung. http://bag.braintrust.at/d30, November 2018, S. 53

Aufgrund einer anhaltenden Verstopfung kann ein lebensbedrohlicher Darmverschluss entstehen!

**Merke:** Auf ausreichend Flüssigkeitszufuhr, ausgewogene Ernährung und Bewegung ist zu achten!

### 5.7.6. Lungenentzündung (Pneumonie)

Siehe dazu auch Kapitel 4.4. Lungenerkrankungen

**„Vorbeugende Maßnahmen**

- atemunterstützende Lagerungen (Dehnung der unterschiedlichen Lungensegmente durch Positionieren der Kissen in z.B. V-, A- oder T-Lage)
- Mobilisation und Lagewechsel
- Atemstimulierende Einreibung → durch eine spezielle Art der Einreibung wird die Atmung vertieft und der Atemrhythmus beruhigt.
- Luft befeuchten, ausreichend Frischluft
- Verschlucken vermeiden
- ausreichend Trinken
- Aushusten fördern
- Schmerzbekämpfung, um Schonatmung zu vermeiden.“ [10)]

Bei Schmerzen, welche die Atmung beeinflussen können, bei flacher, beschleunigter Atmung, bei extremem Verschlucken, mit anschließenden Beschwerden beim Luftholen, bei Fieber, erhöhtem Puls und bei Husten mit Auswurf muss umgehend eine Meldung an eine Fachkraft erfolgen.

[10)] BAG, Bundesarbeitsgemeinschaft Freie Wohlfahrt, Bundesministerium für Soziales und Konsumentenschutz: Skriptum Personenbetreuung. http://bag.braintrust.at/d30, November 2018, S. 52

**Merke:** Bettlägerige, immobile Personen, die nicht mehr richtig abhusten können bzw. Menschen mit Schluckstörungen neigen vermehrt zu einer Lungenentzündung!

### 5.7.7. Blutgerinnsel (Thrombose)

Siehe dazu auch Kapitel 4.5.2. Thrombose
- den venösen Blutrückfluss fördern
- Bewegungsübungen (aktiv oder passiv)
- Radfahren (aktiv oder passiv)
- Mobilisation
- Kompressionsstrümpfe (nach ärztlicher Verordnung)

**Merke:** Ein Thrombus birgt immer eine große Gefahr; durch Loslösen kann er in einem Gefäß der wichtigen Organe stecken bleiben und somit z.B. einen Hirninfarkt etc. verursachen.

### 5.7.8. Entzündungen im Mundbereich

Entzündungen im Mundbereich oder Soor (Pilzerkrankung) treten bei Menschen mit starker Abwehrschwäche häufig auf, da die Mundflora nicht mehr im Gleichgewicht ist.
Diese Entwicklung kann auch durch Medikamenteneinnahme (z.B. Antibiotika) hervorgerufen werden.

**„Begünstigende Faktoren sind:**
- Mundtrockenheit → z.B. bei Nahrungskarenz aufgrund eines mangelnden Speichelflusses oder längerer Atmung durch offenen Mund (bei nasalen Sonden, bei Atemnot oder sterbenden Menschen)
- schlechter Allgemeinzustand, insbesondere bei Abwehrschwäche durch eine Vorerkrankung der Mundhöhle

- zuckerhaltige Ernährung – Zucker begünstigt das Pilzwachstum.
- Antibiotika-Einnahme

**Vorbeugende Maßnahmen sind:**

- Förderung der Abwehrfunktion der Mund- und Rachenschleimhaut
- regelmäßige Mundhygiene, um Speisereste zu entfernen (mindestens nach jeder Mahlzeit)
- viel Flüssigkeit, um die Mundschleimhaut feucht zu halten
- Speichelfluss anregen.“ [11)]

Bei längerer Nahrungskarenz (z.B. Ernährung und Flüssigkeitszufuhr ausschließlich über PEG-Sonde) oder bei starkem Flüssigkeitsmangel kann es zu einer Entzündung der Ohrspeicheldrüse (Parotitis) kommen. Wichtig ist, dass die Produktion des Speichelflusses angeregt wird. Dies kann auf verschiedene Art und Weise geschehen.

**„Vorbeugende Maßnahmen zum Anregen des Speichelflusses sind:**

- vermehrte Kautätigkeit (Brotrinde kauen, Kaugummi kauen)
- Lutschen von Eiswürfeln oder Zitronenscheiben
- ausreichende Flüssigkeitszufuhr
- Mundspülung mehrmals täglich (mit Kamillen- oder Salbeitee. Salbeitee nicht ständig anwenden – wirkt eher austrocknend auf die Mundschleimhaut)
- Auswischen der Mundhöhle bei Nahrungskarenz (mit Kamillen- oder Salbeitee)

[11)] BAG, Bundesarbeitsgemeinschaft Freie Wohlfahrt, Bundesministerium für Soziales und Konsumentenschutz: Skriptum Personenbetreuung. http://bag.braintrust.at/d30, November 2018, S. 51

- Aufstellen von aufgeschnittenen Zitronenscheiben (bereits der Geruch von Zitrone fördert Speichelfluss)." [12)]

Bei weißen Belägen auf der Zunge und/oder im Rachenraum, die sich nicht einfach wegwischen lassen, bei starkem Mundgeruch oder einem brennenden Gefühl im Mund/Rachenraum muss eine Fachkraft informiert werden.

**Merke:** Bei betreuten Personen, die oral keine Nahrung oder Flüssigkeit mehr zu sich nehmen, ist eine richtige Mundpflege zwingend erforderlich.

### 5.7.9. Vermeidung von Stürzen

Es gibt körperliche Ursachen, zum Beispiel Parkinson (siehe Kapitel 4.2.), Diabetes (siehe Kapitel 4.6.) und umfeldbezogene Ursachen (Stolperfallen im Haushalt, siehe dazu auch Kapitel 3.2.2. Maßnahmen zur Unfallverhütung), die das Sturzrisiko erhöhen.

**Maßnahmen:**
- festes Schuhwerk
- ausreichend Beleuchtung
- Stolperfallen entfernen (Teppichläufer etc.)
- Barrierefreiheit
- besonderes Augenmerk auf Haustiere (falls vorhanden)
- Hilfsmittel verwenden (Rollator, Haltegriffe, WC-Sitzerhöhung, Brille etc.)
- Sicherheit bei der Mobilisation geben

Bei Gangunsicherheit und/oder einer Verschlechterung der Sehkraft muss eine Fachkraft informiert werden.

[12)] BAG, Bundesarbeitsgemeinschaft Freie Wohlfahrt, Bundesministerium für Soziales und Konsumentenschutz: Skriptum Personenbetreuung. http://bag.braintrust.at/d30, November 2018, S. 51

## 5.8. Vitalparameter richtig messen

### 5.8.1. Blutdruck (RR)

Im Kapitel 4.5.1.1. und 4.5.1.2. finden Sie noch weitere Ausführungen zum Thema Blutdruck.

Durch die Pumptätigkeit des Herzens entsteht in den Arterien ein Druck, diesen bezeichnet man als Blutdruck. Der Normwert beträgt ca. 120/80 mmHg. Beim Hinauspressen des Blutes aus dem Herzen ist der Druck in den Blutgefäßen höher. Dieser Druck ist bei der Blutdruckmessung der obere, der höhere Wert (Systole). In der Füll- bzw. Entspannungsphase des Herzens reduziert sich der Druck in den Gefäßen, und daraus ergibt sich der niedrigere, untere Messwert (Diastole).

Es gibt verschiedene Messgeräte: Oberarm-Manschette und Handgelenk-Manschette.

| | |
|---|---|
| **Normalwert im Ruhezustand** | ca. 120/80 mmHg |
| **Oberer Wert > systolischer Wert** | ca. 120 mmHg |
| **Unterer Wert > diastolischer Wert** | ca. 80 mmHg |

**Vorgehensweise:**

- Im Ruhezustand messen, wenn untertags gemessen werden soll. Vor dem Messen mindestens 15 Minuten ruhen!
- im Sitzen messen
- linken Arm, diesen auf Herzhöhe ablegen
- nach Möglichkeit immer zur selben Zeit und auf demselben Arm messen
- Wenn eine Messung nicht funktioniert, nicht sofort nachmessen, das Ergebnis wird dadurch verfälscht!

Sollte der Blutdruck zu hoch werden (was sich durch Nasenbluten äußern kann) und der systolische Wert auf 180 bis 200 mmHg steigen, ist umgehend eine Fachkraft zu informieren.

**Merke:** Der Blutdruck ist immer am gleichen Arm zu messen. Wenn z.B. bei einer Frau eine Brust amputiert wurde oder ein Mensch eine Halbseitenlähmung hat, so darf auf der betroffen Seite nicht gemessen werden!

### 5.8.2. Puls

Puls bedeutet, wie schnell und kräftig das Herz schlägt.

**Messtechniken:**
- Pulsfühlen mit den Fingern (Fingerkuppe)
- elektronisch mit dem RR-Messgerät oder Pulsoximeter

**Normalwert im Ruhezustand:** 60 bis 80 Schläge/Minute
**Tachykardie = schneller Puls** (mehr als 100 Schläge/Minute)
**Bradykardie = langsamer Puls** (weniger als 60 Schläge/Minute)

**Vorgehensweise beim Messen:**
- im Ruhezustand messen
- immer an der gleichen Stelle (Hals- oder Handinnengelenk)
- mit Zeige- Mittel- und Ringfinger messen
- Daumen auslassen, da dieser einen eigenen Puls hat und somit das Ergebnis verfälscht werden könnte
- bei regelmäßigem Puls 15 Sek. zählen und dann mal 4 nehmen
- bei unregelmäßigem Puls 1 Minute durchzählen

**Pulsfrequenz** = Schläge pro Minute
**Pulsqualität** = flach oder kräftig
**Pulsrhythmus** = rhythmisch (regelmäßig) oder arrhythmisch (unregelmäßig)

**Symptome bei langsamem Puls:**
- Kälteempfindlichkeit
- Schwindel
- Nervosität
- Müdigkeit
- Atemnot
- Bewusstseinseintrübung (Ohnmacht)

**Symptome bei schnellem Puls:**
- Schwitzen
- schneller Atem
- Zittern
- innere Unruhe
- Übelkeit
- Herzrasen

**Maßnahmen:**
Medikamentöse Therapie (nach ärztlicher Verordnung), beruhigend auf die betreute Person einwirken; sie soll sich ausruhen.

Bei zu schnellem oder zu langsamem Puls (im Ruhezustand und über einen längeren Zeitraum) ist umgehend eine Fachkraft zu informieren!

### 5.8.3. Temperatur

Temperatur ist das Maß für den Wärmezustand eines Körpers.

| | | |
|---|---|---|
| **Normaltemperatur** | = | 36,3 - 37,4 Grad Celsius |
| **Erhöhte Temperatur** | = | 37,5 - 38 Grad Celsius |
| **Leichtes Fieber** | = | 38 - 38,5 Grad Celsius |
| **Fieber** | = | 38,5 - 39 Grad Celsius |
| **Hohes Fieber** (Erwachsene) | = | ab 39 Grad Celsius |

(Hinweis: Die Angaben variieren in verschiedenen Literaturhinweisen).

**Messtechniken:**
- digitales Fieberthermometer – Achselhöhle, Mund (unter der Zunge)
- Ohr- und Stirnthermometer – Ohr, Stirn

**Fiebersymptome:**
- Müdigkeit
- Frösteln
- Kopf- und Gliederschmerzen
- Rötungen
- glasige Augen
- Appetitlosigkeit

**Maßnahmen:**
Medikamentöse Therapie (nach ärztlicher Verordnung), Hausmittel: Essigpatschen, Wadenwickel, kalter Lappen auf die Stirn
Bei Fieber muss eine Fachkraft oder ein Arzt/eine Ärztin informiert werden!

**Merke:** Temperaturwerte können teils etwas abweichen, die oben genannten Werte dienen als Richtwerte! Temperaturschwankungen/Veränderungen müssen dokumentiert werden!

### 5.8.4. Atmung

**Normalwert:** 12-18 Atemzüge pro Minute
**Bradypnoe (verlangsamte Atmung):** weniger als 10 Atemzüge/Minute
**Tachypnoe (erhöhte Atemfrequenz):** mehr als 20 Atemzüge/Minute

Bei erhöhter oder zu niedriger Atemfrequenz ist eine Fachkraft oder ein Arzt/eine Ärztin zu informieren!

## 5.9. Verhalten im Sterbeprozess

**Begleitung in der letzten Phase**

- Unterstützungstätigkeiten – so viele wie nötig und so wenige als möglich durchführen (z. B. Haare waschen, Körperpflege durchführen, Lagerungen)
- die Wünsche der betreuten Person respektieren und darauf eingehen
- entspannte, ruhige Atmosphäre schaffen
- Tätigkeiten nicht hektisch ausführen
- Stresssituationen vermeiden
- das Gefühl der Geborgenheit vermitteln
- der betreuten Person und den Angehörigen einen Freiraum für Gespräche geben bzw. Kontakt ermöglichen; evtl. bei der Versorgung beteiligen lassen
- Sterbende nicht allein lassen (manchmal ist genau das gegenteilige Verhalten erwünscht, weil der Sterbende allein sein möchte)!

Wichtige Angelegenheiten sollten in Ruhe und sorgfältig vorbereitet werden. Deshalb sollte man diese im Vorfeld besprechen und die wichtigsten Telefonnummern notieren, damit es im Akutfall nicht zu Versäumnissen kommt.

**Wichtige Angelegenheiten könnten z.B. sein:**

- Welches Ritual soll eingehalten werden (oft von religiösen Ansichten abhängig)?
- die im Werkvertrag angeführten Personen bei Verschlechterung des Allgemeinzustandes verständigen
- Wen möchte die betreute Person vor ihrem Ableben noch sehen?
- Wer soll bzw. muss wann informiert werden?
- Patientenverfügung/Palliativplan

**Maßnahmen im Sterbefall**

- Angehörige verständigen
- wenn keine Vitalzeichen mehr messbar sind:
  Notarzt, Gemeinde- oder Amtsarzt, Sprengelarzt verständigen (stellt den Tod fest)
- eventuell Bestatter verständigen
- Angehörige unterstützen
- Unterstützung bei der Versorgung des Verstorbenen

„Die Pflege von schwerkranken und sterbenden Menschen ist im Rahmen der Personenbetreuung ein wichtiges Aufgabengebiet. Somit wird die persönliche Auseinandersetzung mit dem Thema Sterben/Tod unerlässlich. Die Sterblichkeit des Menschen ist eine zentrale Dimension des menschlichen Lebens. Der Tod gehört zum Leben dazu. Er ist die Schattenseite des Lebens und stellt den natürlichen Gegenpol dar. Dennoch macht der Gedanke an Sterben und Tod den meisten Menschen Angst. Dies hängt mit dem Unfassbaren und dem drohenden Verlust zusammen.“ [13)]

[13)] BAG, Bundesarbeitsgemeinschaft Freie Wohlfahrt, Bundesministerium für Soziales und Konsumentenschutz: Skriptum Personenbetreuung. http://bag.braintrust.at/d30, November 2018, S. 150

## 5.10. Fragen

- Wie unterstützen Sie eine betreute Person bei der Ganzkörperwaschung und was müssen Sie speziell bei der Intimpflege beachten?
- Was ist das Ziel der Hautpflege?
- Was müssen Sie bei einer Schluckstörung beim Essen und Trinken beachten?
- Welche Maßnahmen ergreifen Sie zur Vermeidung eines Druckgeschwüres?
- Welche Maßnahmen sind Ihnen zur Vermeidung von Verstopfung bekannt?
- Nennen Sie die Normalwerte der Vitalparameter!
- Nennen Sie krankhafte Veränderungen der Stuhl- und Urinfarbe!
- Mit welchen Maßnahmen können Sie eine Bewegungseinschränkung verhindern?

## Quellen und weiterführende Literatur:

**Andreae, Susanne:**
Altenpflege in Lernfeldern. Schnell finden – schnell lesen – schnell verstehen
Stuttgart, New York: Georg Thieme Verlag, 2008

**BAG, Bundesarbeitsgemeinschaft Freie Wohlfahrt, Bundesministerium für Soziales und Konsumentenschutz:**
Skriptum Personenbetreuung
http://bag.braintrust.at/d30, November 2018

**Gerhart, Rosemarie, Haase, Brigitte u.a.:**
Altenpflege Konkret. Gesundheits- und Krankheitslehre
3. Auflage, München: Urban und Fischer, September 2008

**ISL Akademie NÖ, Aus-, Fort- und Weiterbildung im Gesundheits-, Krankenpflege- und Sozialbetreuungsbereich:**
Pflege und Betreuung, Lehrskriptum für Heimhilfeausbildung und Unterstützung in der Basisversorgung
3. Auflage, St. Pölten: Eigenverlag, 2018

# 6. Ernährung, Küchen- und Haushaltsmanagement

Beitrag von Petra Klocker

# 6. Ernährung, Küchen- und Haushaltsmanagement

## 6.1. Ernährungslehre

### 6.1.1. Verdauungstrakt – Aufbau und Funktion

„Um den Stoff- und Energiebedarf des Organismus zu decken, muss die Nahrung geschluckt, im Magen-Darm-Trakt aufgespalten (Verdauung) und anschließend aus dem Darm aufgenommen werden.
Feste Nahrungsmittel werden zuvor mit den Zähnen zerkaut, wobei der Bissen auch mit Speichel vermischt wird. Beim Schlucken gelangt der Speisebrei durch die Speiseröhre in den Magen, dort wird Magensaft beigefügt und die Nahrung mechanisch bearbeitet. Im anschließenden Zwölffingerdarm gelangen zusätzlich Gallensaft und Bauchspeicheldrüsensaft dazu. Im Hauptteil des Dünndarmes und im Dickdarm wird die Nahrung weiter zerteilt und in das Blut aufgenommen, außerdem wird der Speisebrei durch Wasserentzug eingedickt.

### 6.1.2. Inhaltsstoffe in der Nahrung

**Welche Inhaltsstoffe in Lebensmitteln gibt es?**

1. Eiweiß
2. Fett
3. Kohlenhydrate, Ballaststoffe
4. Wasser
5. Vitamine
6. Mineralstoffe, Spurenelemente

**Eiweiß**

Eiweiß dient zum Aufbau von körpereigenem Eiweiß, von Muskeln und Zellen, zur Immunabwehr und zur Bildung von Hormonen und Enzymen sowie zum Nährstofftransport (Hämoglobin).

Der Körper kann tierisches Eiweiß besser verwerten als pflanzliches – die Hälfte der täglichen Eiweißaufnahme sollte aus tierischem Eiweiß (v.a. Milchprodukte) bestehen und die andere Hälfte aus pflanzlichem Eiweiß.

0,8g/kg/KG Eiweiß ist ausreichend – meist wird eher zu viel Eiweiß aufgenommen.

**Tierisches Eiweiß ist enthalten in:**

Fisch, Fleisch, Wurst, Geflügel, Innereien, Milch, Milchprodukten (wie Käse, Joghurt, Topfen), Eiern

**Pflanzliches Eiweiß ist enthalten in:**

Vollkornprodukten, Kartoffeln, Reis, Hülsenfrüchten, Soja

**Fett**

Fett dient als Energielieferant und Träger fettlöslicher Vitamine (A, D, E, K) und der Geschmacksstoffe sowie als Schutz für Organe (Augen, Niere) vor Verletzungen (Baufett) und Wärmeverlust.

30% der täglichen Energiemenge sollen aus Fett bestehen = ca. 1g/kg/KG. Werden mehr Fette aufgenommen, als für die Energiegewinnung benötigt werden, so werden diese als Körperfett eingelagert (Gewichtszunahme).

Das Fett liegt einmal in Form von **„Sichtbarem Fett“** in Koch- und Streichfett vor und zum anderen in Form von **„Verstecktem Fett“** wie in Fleisch, Wurst, Käse, Backwaren, Schokolade.

Tierisches Fett enthält viele gesättigte Fettsäuren, die als eine der Ursachen für Herz-Kreislauf-Erkrankungen angesehen werden – siehe auch Kapitel 6.3.2. Ernährung bei erhöhten Blutfetten.

**Tierisches Fett ist enthalten in:**
Fleisch, Fisch, Wurst, Käse, Butter, Schmalz

**Pflanzliches Fett ist enthalten in:**
Maiskeimöl, Sonnenblumenöl, Margarine, Nüssen

**Kohlenhydrate**
Kohlenhydrate (KH) liefern 4 kcal pro Gramm. Der menschliche Körper ist angewiesen auf die Zufuhr von KH, um alle wesentlichen Körperfunktionen wie Herzschlag, Gehirntätigkeit, Muskeltätigkeit ausführen zu können. 50 bis 55% der täglichen Energiemenge sollen Kohlenhydrate sein. Der Körper verwendet Kohlenhydrate zur:

- **Energiegewinnung**
- **Speicherung:** KH werden in Form von Glykogen in der Leber und in den Muskeln gespeichert, dieses kann bei Bedarf schnell wieder zu Traubenzucker abgebaut werden. Da der Mensch nur eine begrenzte KH-Menge in Form von Glykogen speichern kann, werden die überschüssigen Kohlenhydrate im Fettgewebe zu Fetten umgebaut.

**Nach dem chemischen Aufbau der KH unterscheidet man:**
**1. Einfachzucker** – kommen in allen süßen Früchten und in Honig vor:

- Traubenzucker – Bestandteil aller Doppelzucker, kann unverändert die Darmwand passieren und ins Blut aufgenommen werden; dadurch ist er ein rascher Kraftspender.
- Fruchtzucker – Bestandteil des Rohr-Rübenzuckers, in vielen Früchten enthalten

**2. Zweifachzucker**

- Rohr- und Rübenzucker (= Saccharose)
- Malzzucker (= Maltose)
- Milchzucker (= Laktose)

**3. Vielfachzucker** – schmecken nicht süß, es gibt sehr viele verschiedene Polysaccharide, wobei Stärke, Zellulose und Glykogen die größte Bedeutung haben.

**Ballaststoffe**
Der Begriff Ballaststoffe definiert eine Reihe von pflanzlichen Nahrungsbestandteilen, die nicht durch den menschlichen Verdauungsvorgang aufgeschlossen werden können und daher wieder ausgeschieden werden.

**Wasser**
Wasser ist sehr wichtig für die Aufrechterhaltung aller Stoffwechselvorgänge im Körper. Der Mensch besteht zu 60 bis 65% aus Wasser. Es sollten daher täglich ca. 1 ½ bis 2 Liter kalorienfreie Flüssigkeit getrunken werden (z.B. Tee, Mineralwasser, Leitungswasser).
**Nicht zur Trinkmenge zählen aufgrund ihres wasserentziehenden Effektes:**
Kaffee, schwarzer und grüner Tee sowie Alkohol." [1)]

**Vitamine**
Fettlösliche Vitamine – können im Körper gespeichert werden:
A, D (Carotin), E, K.
Wasserlösliche Vitamine – können nicht gespeichert werden:
B-Komplex, Folsäure, C, Niacin und Panthotensäure, Biotin.

**Mineralstoffe**
Kalzium (CA), Phosphor (P), Magnesium (Mg), Natrium (Na)
Chlor (Cl), Kalium (K), Selen (S)

**Spurenelemente**
Eisen (Fe), Zink (Zn), Fluor (F), Jod (J), Kupfer (Cu)

[1)] BAG, Bundesarbeitsgemeinschaft Freie Wohlfahrt, Bundesministerium für Soziales und Konsumentenschutz: Skriptum Personenbetreuung. http://bag.braintrust.at/d30, November 2018, S. 113-116

## 6.2. Ernährung im Alter

Das Erreichen eines hohen Alters, körperliche Veränderungen und bestimmte Krankheiten können die Nahrungsaufnahme erschweren. Empfindungen wie Genuss, Hunger und Durst werden je nach Alter und Gesundheitszustand nur noch verfälscht oder nicht mehr richtig wahrgenommen. So können verschiedene Probleme und Einschränkungen bei der Ernährung auftreten und die Nahrungsaufnahme erschweren.
Im höheren Alter ändert sich der Stoffwechsel aufgrund der geringeren Muskelmasse und des höheren Fettanteils im Körper. Somit ändert sich auch der tägliche Energieumsatz, d.h. Senioren brauchen rund 200 bis 300 Kalorien/Tag weniger, dafür aber Lebensmittel mit einer höheren Nährstoffdichte.

### 6.2.1. Allgemeines

- gute Verträglichkeit
- guter Geschmack
- verdauungsfördernd
- auf eventuelle Krankheiten abgestimmt
- unterstützend für die Organfunktionen
- reich an Nährstoffen
- fettarm
- qualitativ hochwertig und frisch

**Einige wichtige Inhaltsstoffe für die altersgerechte Ernährung sind:**

**1. Jod, Folsäure und Vitamin D**

Vitamin D dient zum Aufbau und Erhalt der Knochen. Enthalten sind diese Vitamine z.B. in Fisch, Milch, in Vollkornprodukten, grünem Gemüse und Hülsenfrüchten.

Vitamin D: täglicher Aufenthalt in der Sonne, im Tageslicht; eiweißhaltige Lebensmittel wie Eigelb, Pilze, Leber, Lachs und fettreicher Fisch

**2. Eiweiß**

Erhöhter Eiweißbedarf im Alter. Der Körper hat keine Eiweißspeicher, deshalb macht sich ein Eiweißmangel rasch bemerkbar. Es kann zum Abbau von Muskelmasse und zu allgemeiner körperlicher Schwäche kommen. Ebenso wirkt sich dies negativ auf das Immunsystem aus und verzögert die Wundheilung. Deshalb sollte man auf eine ausreichende Eiweißzufuhr achten.

**3. Kalzium und Omega-3-Fettsäuren**

Kalzium ist in Milchprodukten enthalten. Es ist ein natürlicher und wirksamer Schutz vor Osteoporose und somit eine gute Prophylaxe (Vorbeugung) für die Knochengesundheit. Omega-3-Fettsäuren sind in Fisch, Nüssen und hochwertigen Pflanzenölen (Oliven-, Raps -oder Leinöl) enthalten. Sie wirken positiv auf das Herz-Kreislauf-System. Dies begünstigt auch Vitamin B12 (es ist in Fleisch, Fisch, Quark, Käse und Sauerkraut enthalten). Entzündliche Prozesse im Körper, wie z.B. Rheuma, können damit in Schach gehalten werden.

## 6.2.2. Vollkost/Schonkost

Sie bildet gerade beim älteren Menschen eine wichtige Ernährungssäule und kann wie folgt zusammengefasst werden:

- keine scharfen Gewürze oder zu stark gewürzte Speisen verwenden
- Alkohol nur nach Absprache mit dem Arzt trinken
- schwer verdauliche Fette vermeiden (z.B. frittierte Speisen, Röstprodukte)

- Speisen sollten nicht zu kalt und auch nicht zu heiß sein.
- mehrmals täglich kleinere Mahlzeiten essen

**Als Schonkost sind folgende Lebensmittel**
empfehlenswert: Fleisch (Kalb, Rind, Pute, Lamm, Kitz, Wild), Putenwurst, Schinken, Kartoffelpüree, Reis, Polenta, Semmeln, Weißbrot, Vollkornbrot, Karotten, Sellerie, Zucchini, Spinat, Rote Rüben, Kürbis, Tomaten, Kompott, Mus, hochwertige Pflanzenöle, Butter, Pflanzenmargarine, Honig, Marmelade, milder Kräutertee, Malzkaffee, Leitungswasser

nicht empfehlenswert: fettes Fleisch, fette Wurstsorten (Extrawurst, Wiener), Dauerwürste, Salami, Kantwurst, Speck, Röstkartoffeln, Kroketten, frisches Brot, grobkörniges Vollkornbrot, Biskuit, Strudelteig, Blätterteig, Mürbteig, Kohl, Hülsenfrüchte, Knoblauch, Kartoffelsalat mit Zwiebel, rohes Steinobst, Butterschmalz, Kokosfett, scharfe Gewürzsoßen, Schokolade, Eis, Schwarztee, Bohnenkaffee, Alkohol

## 6.3. Ernährung bei Krankheiten

### 6.3.1. Zuckerkrankheit (Diabetes)

„Die klassische Diabetesdiät gibt es nicht mehr!

Wichtiger ist eine gesunde Ernährung mit **viel Gemüse und Obst, reichlich Brot und Beilagen und wenig Fett**.
Der langsame Abbau von Übergewicht dient einer guten Blutzuckereinstellung. Folgende Richtlinien gelten für Gesunde genauso wie für Diabetiker:

**Ernährungsempfehlung**

Obst und Gemüse: Diese Lebensmittel enthalten große Mengen an Vitaminen und Ballaststoffe und sind daher für den Körper unentbehrlich. Obst und Gemüse sollte täglich mehrmals gegessen werden (gekochtes Gemüse, Salat, rohes Gemüse wie z.B. Radieschen, Paprika, Tomaten). Eine Portion Obst entspricht etwa einer Hand voll, jede Obstsorte ist erlaubt. Zu meiden sind Trockenfrüchte in großen Mengen und kandiertes Obst sowie Obstsäfte (auch jene „ohne Zucker").

Brot und Beilagen: Einen großen Teil unserer täglichen Ernährung sollten die Kohlenhydrate in Form von Brot, Reis, Kartoffeln, Nudeln ausmachen. Gerade diese Gruppe ist wichtig als Energielieferant für Muskeln und Gehirn. Täglich vier bis fünf Scheiben Brot und eine Portion Beilage helfen, den Bedarf an Kohlenhydraten und Ballaststoffen zu decken. Empfehlenswert sind dunkle Brot- und Gebäcksorten, da ihr Ballaststoffgehalt höher ist und somit der Blutzucker langsamer und nicht so stark ansteigt.

Milch und Milchprodukte gehören ebenfalls auf den Speiseplan. Täglich ¼ bis ½ Liter magere Milchprodukte (Milch, Joghurt Kefir, Buttermilch) und zusätzlich eine Portion Käse sind empfehlenswert, um der Gefahr einer Osteoporose vorzubeugen.

Fleisch, Geflügel und Wurst hingegen sollten nicht die Hauptspeisen am Teller sein, sondern die Beilage. Zwei- bis dreimal in der Woche 150g Fleisch und genau so oft 50g Wurst sind völlig ausreichend.

Fisch hingegen sollte öfters (ein- bis zweimal pro Woche) auf dem Speiseplan stehen, da die wertvollen Inhaltsstoffe helfen, Gefäßschäden vorzubeugen. Bei der Menüwahl sollten allerdings nicht ausschließlich die gebackenen Varianten gewählt werden.

Herkömmliche Mehlspeisen und Zucker sind in der modernen Diabetesdiät nicht mehr verboten. Es sollten nur kleine Mengen

an Haushaltszucker verwendet werden und diese nur „verpackt" in Keksen oder Kuchen. Statt Zucker können kalorienfreie Süßstoffe wie Kandisin, Natreen benutzt werden." [2)]
Fett sehr sparsam verwenden (Pflanzenfett)!

Das Berechnen der Broteinheiten wird nur mehr insulinpflichtigen Diabetikern empfohlen.
Durch die neuen „Sprintinsuline" braucht es keinen „Spritz-Ess-Abstand" mehr. Es kann sofort nach dem Spritzen mit dem Essen begonnen werden.

### 6.3.2. Erhöhte Blutfettwerte

Hier gilt: ein gänzlicher Verzicht auf cholesterinhaltige Lebensmittel ist nicht notwendig.

**Empfehlenswert sind:**
- Vollkorn, Dinkel und dunkle Reissorten
- Gemüse aller Art
- Obst, roh oder gekocht
- Avocados
- Hülsenfrüchte (Bohnen, Linsen…)
- Fisch gebraten oder gegrillt
- Sojaprodukte (z.B. Tofu)
- hochwertige Öle (z.B. Olivenöl…)
- Grüner Tee
- Nüsse (in kleinen Mengen…Mandeln, Pistazien, Walnüsse…)
- Dunkle Schokolade (in geringen Mengen, wichtig: hoher Kakaoanteil)
- Margarine

Es gilt die Regel: Weniger ist mehr, also kleine Portionen essen!

[2)] BAG, Bundesarbeitsgemeinschaft Freie Wohlfahrt, Bundesministerium für Soziales und Konsumentenschutz: Skriptum Personenbetreuung. http://bag.braintrust.at/d30, November 2018, S. 90 und 91

### 6.3.3. Darmträgheit und Verstopfung

- Ausreichend Trinken! 1,5 bis 2 Liter Flüssigkeit am Tag wirken verdauungsfördernd.

- ballaststoffreiche Lebensmittel wie z.B. Vollkornbrot, Vollkornmehl, Vollkornteigwaren oder Dinkel, Kartoffeln, Hülsenfrüchte, Sauerkraut (kann auch in geringer Menge roh gegessen werden), Fisolen, Kohlsprossen, Rohkost, Obst, Trockenfrüchte (z.B. Dörrpflaumen, über Nacht einweichen) Weizenkleie oder Leinsamen (in Joghurt, Buttermilch oder Müsli einrühren)

### 6.3.4. Sodbrennen (Reflux)

Der aggressive Magensaft fließt in die Speiseröhre zurück und verursacht neben saurem Aufstoßen, Schluckbeschwerden und Übelkeit auch ein Druckgefühl, Schmerzen und Brennen hinter dem Brustbein.

**Daher sollte man:**
- häufig kleine Mahlzeiten zu sich nehmen
- kohlenhydrat- und fettarme, aber eiweißreiche Nahrungsmittel essen
- einige Zeit vor dem Schlafen gehen nichts mehr essen

Empfehlenswert: z.B. Vollkornbrot, Kartoffeln, Äpfel, Bananen, Erdbeeren, Gurken, Karotten, Joghurt, Magermilch, Haferflocken, Nüsse

Nicht empfehlenswert: z.B. Alkohol, Kaffee, stark Gewürztes, stark Kohlensäurehaltiges, Süßes, Saures, Fettes

### 6.3.5. Erbrechen

In diesem Fall ist es äußerst wichtig, den Flüssigkeitshaushalt wieder auszugleichen und nur milde Nahrungsmittel, langsam aufbauend, zuzuführen:

- Ingwertee oder andere Tees nach Wunsch
- trockenes Weißbrot, Zwieback
- Reisschleim- oder Haferschleimsuppe

### 6.3.6. Salmonelleninfektion

Salmonellen sind in Österreich verbreitet. Sie sind für ältere Menschen extrem schädlich und können sogar lebensgefährlich sein. Salmonellen befinden sich möglicherweise:

- auf der Haut und Oberfläche von rohem Geflügel, von Geflügelteilen und auch
- Innereien
- auf der Eierschale und im Inneren von Eiern
- auf der Oberfläche von rohem Fleisch, bei rohem Faschierten auch im Inneren
- im Darm von Menschen und Tieren – daher auch möglicherweise im
- menschlichen Stuhl (Händewaschen nach dem Toilettengang)

Salmonellen vermehren sich rasch bei Zimmertemperatur und auch in lauwarmen Speisen. Bei Kühlschranktemperaturen vermehren sie sich kaum.
Einfrieren tötet Salmonellen nicht ab, nur durchgehend starkes Erhitzen (mehr als 75 Grad Celsius im Inneren der Speisen).

**Nicht gegessen werden sollten:**

- rohe bzw. weniger als 7 Minuten lang gekochte Eier
- nur auf einer Seite gebratene Spiegeleier

- Eierspeisen, die nicht gründlich durcherhitzt wurden
- Speisen mit rohen Eiern (z.B. Bouillon mit Ei, rohes Faschiertes, Tiramisu)

Nach dem Bearbeiten von rohem Geflügel und Fleisch sind Hände und Küchengeräte (auch Schneidebretter) mit Spülmittel und heißem Wasser zu reinigen!

### 6.3.7. Nahrungsmittelunverträglichkeit

**Diese macht sich wie folgt bemerkbar:**
Häufige Magen-Darm-Beschwerden, wie Durchfall und Blähungen, aber auch Kopfschmerzen nach dem Verzehr bestimmter Lebensmittel. Bei Auftreten dieser Symptome informieren Sie bitte den Arzt/die Ärztin und in weiterer Folge einen Diätologen/eine Diätologin – er/sie erstellen gemeinsam mit Ihnen einen passenden Ernährungsplan!

**Häufige Nahrungsmittelunverträglichkeiten sind:**

- Fruchtzuckerunverträglichkeit: Meiden Sie Fruchtsüße (Fructose), Trockenfrüchte, Fruchtsäfte und Honig!
- Milchzucker (Laktose): äußert sich durch Durchfall. Meiden Sie Milch, Frischkäse, Sahne, Quark (Topfen) und milchhaltige Süßigkeiten!
- Klebereiweiß (Gluten): Bei einer Glutenunverträglichkeit entzündet sich die Darmschleimhaut. Meiden Sie Brot, Müsli, Kuchen, Kekse, einfach gesagt: Weizen, Roggen und alle glutenhaltige Getreide!
- Histamin: Äußert sich durch Kopfschmerzen, Magen-Darm-Probleme, Nesselausschlag und Herzrasen. Meiden Sie Rotwein, Salami und reifen Käse!

**Bei Medikamenteneinnahme gilt zu beachten:**
Medikamente, die regelmäßig eingenommen werden, können die Magen-Darm-Tätigkeit beeinträchtigen. Vorsicht bei Entwässerungstabletten: Es kann kurz- oder langfristig zu einem bedrohlichen Flüssigkeits- und Nährstoffmangel kommen!

### 6.3.8. Ernährungstipps bei weiteren häufigen Erkrankungen

- Gicht: kein(e) Innereien, Hülsenfrüchte, Krautsorten, Mais, Fruchtzucker, Alkohol
- Krebsvorbeugung: viel Obst, Gemüse, viele Ballaststoffe
- Muskelschwund: viel Eiweiß, Folsäure, Vitamin B12 und D
- Eisenmangel: Fleisch und Geflügel, Hirse, Linsen, Spinat/ Mangold, grünes Blattgemüse
- Bluthochdruck: salzarme Kost, viel Fisch, Olivenöl, Obst und Gemüse
- Arthrose: fettarm, vitaminreich
- Osteoporose: Milch, Käse und Eier
- Demenz: Fisch, Nüsse, hochwertige Pflanzenöle
- Depression: eiweißarme, kohlenhydratreiche Kost, viel Fisch, Getreide, Obst und Gemüse

## 6.4. Küchen- und Haushaltsmanagement

### 6.4.1. Allgemeine Hinweise zur Haushaltsführung

„Zur Haushaltsführung in der Personenbetreuung gehören folgende Tätigkeiten:

- tägliche Arbeiten wie Kochen, Geschirr abwaschen und Betten machen

- mehrmals die Woche z.B. Staubsaugen oder Einkaufen
- einmal pro Woche z.B. Boden wischen
- nicht alltägliche Tätigkeiten z.B. Fenster putzen." [3)]

**Wahrung der Bedürfnisse und Lebensgewohnheiten**

- An erster Stelle stehen immer Respekt und die Berücksichtigung der Wünsche und Gewohnheiten der betreuten Person.
- Bei der Haushaltsplanung sollten die Vorlieben berücksichtigt werden!
- Sie sollen als PersonenbetreuerIn nicht die Führung im Haushalt übernehmen, sondern gemeinsam mit der betreuten Person und deren Angehörigen den gewohnten, bisherigen Ablauf planen und durchführen.
- Durch Ihre Anwesenheit sollte die betreute Person unterstützt und in ihrer Selbstständigkeit weiterhin gefördert werden. Die Angehörigen werden vermutlich weiterhin bestimmte Aufgaben in der Versorgung übernehmen. Es ist daher immer wichtig, in einem Gespräch abzuklären, wer genau welche Aufgaben übernimmt.

## 6.4.2. Hygiene im Haushalt

Um das Wohlgefühl der betreuten Person, aber auch das eigene zu erhalten, ist eine saubere Umgebung sehr wichtig. Hygiene spielt dabei eine wichtige Rolle.

**Grundregeln der Hygiene sind:**

- regelmäßiges Händewaschen (nach jedem Toilettengang, vor dem Zubereiten von Speisen und auch vor dem Servieren der Speisen)

[3)] BAG, Bundesarbeitsgemeinschaft Freie Wohlfahrt, Bundesministerium für Soziales und Konsumentenschutz: Skriptum Personenbetreuung. http://bag.braintrust.at/d30, November 2018, S. 113

- regelmäßig Müll entsorgen (im Sommer bei hohen Temperaturen empfiehlt es sich, den Müll öfters zu entleeren)
- Lebensmittel regelmäßig kontrollieren, ob sie noch genießbar sind
- Verfallsdatum beachten
- die Wohnräume sauber halten (tägliche Reinigung von WC, Bad und Küche)

**Hygiene bei der Reinigung der Wohnräume**

- Verwendung der Reinigungsmittel und Hilfsmittel (z.B. Kübel, Schrubber, Besen, Tücher, Bürsten, Schwämme), Dosierung und Gebrauchsanweisung beachten
- Verwenden Sie die Reinigungsutensilien für Küche, Bad und WC stets getrennt!
- nasse Tücher, Schwämme, Lappen ... nach dem Gebrauch gut auswaschen, trocknen und von Zeit zu Zeit mit der Waschmaschine waschen oder neue verwenden
- Die Reinigungsmittel auf keinen Fall mischen!
- Für den Selbstschutz beim Reinigen von Bad, WC, Toilettenstuhl, Leibschüssel, Urinflasche immer Handschuhe tragen!

### 6.4.3. Lebensmittellagerung und Vorratskontrolle

Lebensmittel werden meistens im Kühlschrank, in der Gefriertruhe und im Vorratsschrank aufbewahrt.

**Es ist wichtig:**

- sich einen Überblick über die vorrätigen Lebensmittel zu verschaffen
- das Ablaufdatum sowie Lebensmittel auf Schimmel und faule Stellen zu kontrollieren
- mit der betreuten Person abzusprechen, welche Lebensmittel verwendet werden sollten

- abgelaufene, verdorbene Lebensmittel nach Absprache mit der betreuten Person/den Angehörigen zu entsorgen
- Speisereste nicht in emaillierten Gefäßen oder Metallgeschirr aufzubewahren (kann gesundheitsschädigend sein)
- Lebensmittel abzudecken

### 6.4.3.1. Aufbewahrung im Kühlschrank/Gefrierschrank

Die ideale Temperatur im Kühlschrank liegt bei 4 Grad Celsius und im Gefrierschrank bei -18 bis -20 Grad Celsius. Keine heißen oder warmen Speisen in den Kühlschrank stellen!
Um eine Vereisung zu vermeiden, schließen Sie die Kühlschranktür immer sofort wieder.
Ein bis zwei Mal im Jahr werden Kühlschränke/Gefrierschränke abgetaut (Gebrauchsanweisung beachten). Anschließend sollte man sie mit lauwarmem Essigwasser auswaschen.
Man sollte rohes Geflügel, rohes Fleisch (verpackt oder zugedeckt) und rohe Eier (in geschlossener Verpackung) unbedingt im Kühlschrank aufbewahren.

**Achtung: Auch tiefgefrorene Lebensmittel halten nicht unbegrenzt:**

| | |
|---|---|
| • Gemüse | bis zu einem Jahr |
| • mageres Fleisch, Geflügel und Fisch | bis zu neun Monate |
| • fettes Fleisch | bis zu vier Monate |
| • Brot und Kuchen | bis zu fünf Monate |
| • fertige Speisen und Eis | bis zu drei Monate |

Bitte beachten Sie, dass die Kühlkette nie unterbrochen werden darf! An- oder aufgetaute Lebensmittel rasch verbrauchen!

### 6.4.3.2. Aufbewahrung im Vorratsschrank

- Vorratskammer immer sauber und trocken halten
- lichtgeschützte Lagerung vor allem bei Obst, Gemüse und Ölen

- Lebensmittel dürfen nicht gemeinsam mit Putzmitteln gelagert werden.
- auf Ungezieferbefall achten

Den Kühlschrank, Vorratsschrank und die Brotdose sollte man mindestens einmal im Monat gründlich reinigen.
Akute Verschmutzungen sind selbstverständlich sofort zu bereinigen.

### 6.4.4. Zubereiten von Speisen

**Bei der Zubereitung von Speisen ist folgendes zu beachten:**

- Vor dem Kochen die Hände waschen!
- alle Speisen gründlich erhitzen (außer Rohkost)
- fertige Speisen bei 75 Grad Celsius warmhalten, aber nur für kurze Zeit
- übrig gebliebene Speisen unter 4 Grad Celsius bis zum nächsten Tag lagern
- gekühlte Speisen vor dem Servieren noch einmal erhitzen (Kerntemperatur von mindestens 75 Grad Celsius)
- nur einmal Aufwärmen darf man Spinat, Pilzgerichte, Fisch
- alle Speisen aus Kartoffeln nicht länger als 24 Stunden aufbewahren (gesundheitsschädlich)
- tiefgekühltes Obst und Mehlspeisen rasch nach dem Auftauen essen
- angetaute Tiefkühlwaren nicht noch einmal einfrieren
- Lebensmittel, die auf den Boden gefallen sind, dürfen nicht mehr verwendet werden.
- Rohe Lebensmittel und bereits fertig zubereitete Speisen sind streng zu trennen (auch Hände, Geräte und Geschirr sind gründlich zu waschen).
- Faschiertes innerhalb von 12 Stunden verarbeiten

Fragen Sie Ihre betreute Person nach deren Lieblingsspeisen (Rezepte von betreuter Person/Angehörigen erfragen). Klären Sie aber auch ab, ob ein Speiseplan vom Arzt vorliegt.

### 6.4.5. Geschirr abwaschen

**Auf sauberes Koch- und Essgeschirr achten! Folgende Reihenfolge beim Abwaschen einhalten:**

- Gläser
- Besteck
- Porzellan und Plastik
- Töpfe
- mit Fett behaftetes Geschirr

Auf saubere Geschirrtücher achten und diese regelmäßig wechseln. Kochstelle nach dem Kochen reinigen!

### 6.4.6. Wäscheversorgung

**Die Wäscheversorgung beinhaltet:**

- das Sortieren der Wäsche: Schmutzwäsche nur im trockenen Zustand in die dafür vorgesehenen Behälter geben; sortieren nach Fein-, Bunt- und Kochwäsche, aber auch in Hand- und Maschinenwäsche
- das Waschen: per Hand oder in der Maschine – Gebrauchsanweisung und Waschmitteldosierung beachten
- das Trocknen: zum Trocknen die Wäsche am Wäscheständer aufhängen oder in den Wäschetrockner geben (Gebrauchsanweisung beachten)
- das Bügeln, je nach Wäschestück
- das Ausbessern: auf Schäden (Löcher, Risse ...) achten
- das Einordnen: saubere, trockene Wäsche kommt in dafür vorgesehene Schränke.

- die Wäsche für die Reinigung in Säcke geben und abgeben; in der Wäscherei/Reinigung einen Wäschezettel ausfüllen und zum vorgegebenen Termin wieder abholen
- die Bett- und Leibwäsche nach Bedarf (Leibwäsche mindestens alle zwei Tage, Bettwäsche alle zwei Wochen, wenn nötig aber auch mehrmals täglich) waschen (bei mindestens 60 oder 90 Grad Celsius)

### 6.4.7. Unterstützen bei der Betreuung von Haustieren

Wenn die betreute Person Haustiere hält, gehört die Unterstützung bei der Versorgung des Tieres dazu:

- füttern
- bewegen
- Katzenklo säubern
- Aquarium reinigen
- Hundedecke waschen

### 6.4.8. Einkäufe, Erledigungen, Haushaltsbuch

**Einkauf**

Planung und Durchführung:

- vor dem Einkauf überprüfen, welche Lebensmittel und Haushaltsmittel noch vorhanden sind
- eine Liste mit den benötigten Lebensmitteln und Haushaltsmitteln mit betreuter Person/Angehörigen erstellen
- die erhaltene Geldsumme dokumentieren
- Einkaufstaschen mitnehmen
- Preise vergleichen und auf das Ablaufdatum achten
- Rechnungen aufbewahren

**Erledigungen**

Dazu gehören:

- Botenwege wie z.B. Arzt, Apotheke, Post, Bank oder Ämter
- Es ist vorher mit der betreuten Person festzulegen, für welche Botengänge Sie zuständig sind.
- bei Geldangelegenheiten immer Übernahmebestätigung geben lassen
- Wenn Sie die zu betreuende Person begleiten, ist für deren Sicherheit zu sorgen.

**Führen eines Haushaltsbuches**
Das Haushaltsbuch dient zur Auflistung der für die betreute Person getätigten Einkäufe, Besorgungen und zu ihrer eigenen finanziellen und rechtlichen Absicherung.
Einkäufe werden hier abgerechnet und dokumentiert. Das Haushaltsbuch ist vergleichbar mit einem Kassabuch. Erhaltene Beträge, z.B. Wirtschaftsgeld, werden in der Rubrik „Erhalten" eingetragen. Nach dem Einkauf wird die Summe des Einkaufes in die Rubrik „Ausgabe" eingetragen. Die Belege werden mit dem Buch aufbewahrt.
Eine zusätzliche Spalte „Saldo" dient dazu, einen Überblick über den aktuellen Kassastand zu haben. Die Eintragungen werden mit Unterschrift bzw. Handzeichen bestätigt.
Einmal wöchentlich oder monatlich werden die Ausgaben zusammengezählt und von den Einnahmen abgezogen. Der Restbetrag muss mit dem noch vorhandenen Geld übereinstimmen. Wenn eine Seite zu Ende ist, erfolgt ein Übertrag auf die nächste Seite. Der Saldo/Übertrag wird von der betreuten Person/den Angehörigen per Unterschrift bestätigt.

### 6.4.9. Umgang mit technischen Gerätschaften/Heizung

Beim Umgang mit technischen Haushaltsgeräten (z.B. Staubsauger, Spülmaschine) sowie Heizungsanlagen ist die jeweilige Gebrauchsanweisung zu beachten.

Das betrifft die regelmäßige Reinigung, Wartung und das Auswechseln von Filtern, (z.B. in der Spülmaschine, Beutel beim Staubsauger) ebenso die richtige Programmierung (z.B. bei Thermostaten, Waschmaschine).
Zur Heizung gehören die Sicherstellung der Funktion und das ausreichende Vorhandensein von entsprechendem Brennmaterial. Achten Sie auf die gewünschte Temperatur!

### 6.4.10. Beitrag zum Umweltschutz

**Müllvermeidung im Haushalt**
Vermeiden Sie überflüssige Müllentstehung, z.B. durch die wiederholte Verwendung von Einkaufstaschen, den Kauf von Nachfüllpackungen für Hygieneprodukte (z.B. Flüssigseifen).

**Man trennt in:**

- Altpapier
- Altglas
- Pfandflaschen (im Geschäft zurückgeben)
- Plastik
- Metall und Dosen
- Batterien
- abgelaufene Medikamente (in Apotheke abgeben)
- Restmüll
- Spritzen und Nadeln sind in stichfesten Behältern zu sammeln und gut verschlossen zum Restmüll zu geben.

**Verwendung umweltschonender Reinigungsmittel**
„Achten Sie beim Kauf und bei der Dosierung auf möglichst umweltverträgliche Produkte (ist am Produkt vermerkt) bzw. auf die Mengen.“ [4)]

[4)] Vgl. BAG, Bundesarbeitsgemeinschaft Freie Wohlfahrt, Bundesministerium für Soziales und Konsumentenschutz: Skriptum Personenbetreuung. http://bag.braintrust.at/d30, November 2018, S. 113 -120

## 6.5. Fragen

- Nennen Sie die wichtigsten Inhaltsstoffe der Nahrung.
- Erstellen Sie einen ausgewogenen Ernährungsplan für ältere Menschen.
- Welche Lebensmittel verwenden Sie bei der Schonkost?
- Was kann man bei Darmträgheit tun?
- Was beachten Sie bei erhöhtem Cholesterin?
- Welche Tätigkeiten umfasst die Haushaltsführung durch PersonenbetreuerInnen?
- Nennen Sie alle Hygieneregeln im Haushalt, bei der Lebensmittellagerung und bei der Zubereitung von Speisen.
- Warum führt man ein Haushaltsbuch und wie ist es aufgebaut?

## Quellen und weiterführende Literatur

**BAG, Bundesarbeitsgemeinschaft Freie Wohlfahrt, Bundesministerium für Soziales und Konsumentenschutz:**
Skriptum Personenbetreuung
http://bag.braintrust.at/d30, November 2018

**Jedelsky, E. (Hg.):**
Heimhilfe. Praxisleitfaden für die mobile Betreuung zuhause
4. Auflage, Wien: Springer Verlag, 2006

https://www.netdoktor.at/gesundheit/gesunde-ernaehrung/ernaehrungimalter
November 2018

https://www.pflege.de/leben-im-alter/ernaehrung, November 2018

# 7. Personenbetreuung als Lebensbegleitung

Beiträge von Ingrid Kendlbacher und Siegfried Klammsteiner

# 7. Personenbetreuung als Lebensbegleitung

## 7.1. Das Alter ist eine (Auf-)Gabe

Alt zu werden ist keine Krankheit. Der Prozess des Alterns ist ein völlig normaler Vorgang und drückt sich unter anderem in einer Verminderung des Stoffwechsels und der Leistungsfähigkeit verschiedener Organe, wie des Herzschlagvolumens, der Nierenleistung und der Atmungskapazität, aus. Die Elastizität der Haut geht verloren, es kommt zu Faltenbildungen und zu verzögerter Wundheilung.

Organveränderungen wie die Abnahme der Muskelfasern, Knochenschwund, rückbildende Prozesse z.B. in der Niere, der Leber, der Milz, Elastizitätsverlust der Augenlinse, weiters die höhere Anfälligkeit für bakterielle und virale Infekte auf Grund der Immunschwäche, aber auch eine vermehrte Tumorbildung sind typische Merkmale für den Alterungsprozess.

Diese Veränderung kann nicht aufgehalten, sondern nur durch Unterstützung und Hilfestellung begleitet werden.

Der Sinn des Alters besteht nicht darin, auf den Tod zu warten. Wenn die physischen und psychischen Kräfte nachlassen, wenn man allein nicht mehr zurechtkommt und auf Hilfe angewiesen ist, dann entsteht eine Situation, die mit großen Herausforderungen, psychischen Abläufen und neuen Aufgabenstellungen verbunden ist.

PersonenbetreuerInnen erleben diese Entwicklung von Menschen in diesem Lebensabschnitt hautnah mit und sind ihnen in dieser Lebensphase ein Begleiter.
Die Beschäftigung mit den Lebensphasen eines Menschen kann beitragen, die Phase des Alters besser zu verstehen.

### 7.1.1. Die Entwicklungsphasen eines Menschen

Im Laufe seines Lebens überwindet jeder Mensch verschiedene Stufen, wie Kindheit, Jugend, Erwachsenenalter. In der Entwicklungspsychologie gibt es unterschiedliche Theorien, wie diese Phasen unterteilt werden können.
Das bekannte Modell des Psychoanalytikers Erik H. Erikson (1902 bis 1992) erwähnt acht Lebensphasen.
In jeder dieser Stufen kommt es darauf an, gewisse Entwicklungsschritte zu machen, bestimmte Entwicklungsaufgaben zu erledigen, denn die nächste Stufe baut auf der vorhergehenden auf. Die Entwicklung geht aber weiter, auch wenn die vorhergehende Aufgabe nicht vollständig erledigt wurde. Unerledigtes beeinflusst jedoch die nächste Stufe, kann aber auch mit etwas oder beachtlichem Mehraufwand später nachgeholt werden. Die einzelnen Phasen gehen ineinander über und sind natürlich von Mensch zu Mensch verschieden.

**1. Phase – 1. Lebensjahr**
Ein neugeborenes Kind ist völlig auf die Hilfe der Umwelt (Eltern) angewiesen. Wenn seine Bedürfnisse immer wieder erfüllt werden, entwickelt das Kind ein Urvertrauen, eine grundlegend positive Haltung dem Leben gegenüber, den starken Glauben (die Hoffnung), dass letztlich alles gut wird, auch wenn es manchmal nicht so rosig aussieht.
Negative Erfahrungen können zu Zurückgezogenheit, Depression, zu einer pessimistischen Grundhaltung beitragen.

**2. Phase – 2. bis 3. Lebensjahr**
Das Kind lernt, dass es ein Einzelwesen ist (nicht Teil der Eltern). Die Erfahrung, dass es nach seinem eigenen Willen handeln darf, ohne dass die grundlegende Geborgenheit in Gefahr gerät, hilft dem Kind, ein gesundes Selbstvertrauen zu entwickeln. Wenn die Eltern jedem Versuch, auf Erkundungstour zu gehen und sich unabhängig zu bewegen, energisch entgegenwirken, wird das Kind bald aufgeben und das Gefühl haben, dass es nicht eigenständig handeln kann. Die Schlussfolgerung ist dann: „Alles, was von mir kommt, ist falsch. Mit mir ist etwas nicht in Ordnung." Selbstzweifel sind die Folge.
Um Anerkennung zu bekommen, beginnt das Kind die Anforderungen möglichst zu erfüllen. Das kann sich später als eine Art Zwanghaftigkeit auswirken. Ein zwanghafter Mensch meint, seine gesamte Existenz hänge von dem ab, was er tut, und dass alles perfekt gemacht werden muss.
Gelingt eine gute Balance zwischen Autonomie und Lenkung (Einschränkung), trägt das zur Entwicklung von Willenskraft und Entschlossenheit bei.

**3. Phase – 4. bis 5. Lebensjahr**
Initiative bedeutet eine positive Reaktion auf die Herausforderungen der Welt, heißt Verantwortung übernehmen, sich nützlich fühlen. Daraus entwickeln sich Mut und Zielgerichtetheit. Wenn Kinder ermutigt werden, ihre eigenen Ideen auszuprobieren, entwickelt sich die Freude an der Initiative. Für Kinder ist es wichtig, ein Gespür zu bekommen, dass ihre Handlungen Folgen haben, und dass sie lernen, für die Folgen einzustehen.

Zu viel Initiative und zu wenig Sinn für Konsequenzen mündet in einer Neigung zur Rücksichtlosigkeit. Zu viel Bedacht auf die Konsequenzen führt zu Hemmung. Eine gehemmte Person handelt nach dem Motto: „Nichts gewagt, ist nichts verloren".

**4. Phase – 6. Lebensjahr bis zur Pubertät**
Kinder in diesem Alter wollen lernen, zuschauen und mitmachen, beobachten und teilnehmen. Sie lernen das Gefühl von Erfolg kennen, sei es in der Schule oder auf dem Spielplatz, intellektuell oder sozial.
Werden dem Kind zu wenig Erfolgserlebnisse ermöglicht, führt das zu Minderwertigkeitskomplexen.

**5. Phase – 13. bis 20. Lebensjahr**
Suche nach dem neuen Ich-Gefühl. Ablösen, in Frage stellen, sich neu finden – all das kennzeichnet diese Phase. Wird diese Phase gut bewältigt, hilft es, einen Platz in dieser Gemeinschaft zu finden.
Gelingt diese Identitätsfindung nicht, wird die Gesellschaft als „Bedrohung“ gesehen. Fanatismus und die Bereitschaft zu einer destruktiven Lebensweise sind gegeben.

**6. Phase – 20. bis etwa 45. Lebensjahr**
In dieser Phase strebt der Mensch danach, stabile Beziehungen zu finden (Partnerschaft, Familie, Nachbarn, Mitarbeiter, Landsleute usw.) und sich im Beruf zu verwirklichen.
Gelingt das nicht, führt dies zu Frustration, Enttäuschung, Isolierung und zu der sogenannten Midlifecrisis.

**7. Phase – ca. 45. bis etwa 65. Lebensjahr**
Soziales Engagement, Bereitschaft über die Familie hinaus zum Ganzen beizutragen und für die nächste Generation etwas zu schaffen, prägen diese Phase. Wer diese Phase positiv bewältigt, hat gelernt, dass jede Krise auch eine Chance für eine Neuorientierung und Weiterentwicklung ist. Fällt die Zwischenbilanz für die eingeschlagene Lebensweise negativ aus, kann das zu Unzufriedenheit, Stagnation und Mutlosigkeit führen.

**8. Phase – etwa ab dem 65. Lebensjahr bis zum Tode**
Durch den Eintritt ins Pensionsalter fallen die Verpflichtungen, die im Zusammenhang mit dem Beruf standen, weg.
Es ist die Gelegenheit gekommen, das nachzuholen, was bisher zu kurz kam.
Diese Phase wird auch als Phase der Reife bezeichnet. Wesentliche Möglichkeiten der bisher sinngebenden Bereiche fallen weg. Die Kinder sind außer Haus, das Berufsleben hat man beendet. Gleichzeitig treten Alterserkrankungen auf. Es tauchen plötzlich Ängste auf, die man zuvor nie kannte. Freunde, Verwandte sterben. Unausweichlich muss man Abschied, Verlust und Trennung verkraften und verarbeiten lernen. Es stehen in dieser Phase nicht mehr die äußeren, körperlichen Aktivitäten und Leistungen im Vordergrund, dafür aber wollen die inneren, seelischen Prozesse, die diese Phase kennzeichnen, in ihrer Bedeutung Beachtung finden.
Bei einer Fehlanpassung in dieser Phase entsteht die Neigung zur Verachtung. Erikson meint damit eine verächtliche Einstellung dem eigenen und dem Leben aller Menschen gegenüber.

## 7.2. Verständnis für das Alter

Die Beschäftigung mit den Entwicklungsstufen zeigt, dass die ersten Jahre eines Menschen viele Berührungspunkte mit der letzten Phase des Lebens haben.

Am Beginn seines Lebens ist ein Mensch völlig auf die Hilfe der Umgebung angewiesen. Schritt für Schritt erarbeitet er sich all die Fertigkeiten, um ein eigenständiges Leben führen zu können. Demgegenüber erlebt der ältere Mensch, dass seine

Kräfte nachlassen und er allmählich vieles nicht mehr so kann, wie es einmal möglich war. Letztlich kommt er oft ohne Hilfe nicht mehr aus.

Für ein Kind ist das Entwickeln von neuen Kompetenzen mit viel Freude, mit viel Lob aus der Umgebung und mit der Stärkung des Selbstwertgefühles verbunden. Alten Leuten gebührt viel Respekt dafür, mit der Tatsache umgehen zu lernen, dass die Spannkraft kontinuierlich nachlässt. Es fällt ihnen leichter, das Selbstwertgefühl und das Selbstbewusstsein zu behalten, wenn sie loslassen, den Lauf der Dinge annehmen, mit Stolz und Dankbarkeit zurückblicken können und für das, was sie geleistet haben, Anerkennung bekommen.

Mitmachen, dabei sein, es selbst machen, es nachmachen – dieses Bestreben zeichnet Kinder aus. Teilnehmen und Teilhaben und nicht abgeschoben zu werden, tut der Seele des älteren Menschen gut und unterstützt ihn in seinem Reifungsprozess.

Naomi Feil, die Begründerin der Validation, vertritt die Auffassung, dass jeder Mensch in Frieden sterben möchte. Dafür sind Loslassen, Versöhnung, eventuell auch Verzeihen und Vertrauen sehr wertvoll.

Solange ein Mensch sich in seinen aktiven Phasen des Lebens befindet, kann er Vorhaben, die nach seiner Einschätzung nicht gut gelungen sind, neu in Angriff nehmen. Er kann sie zu einem für ihn zufriedenstellenden Ende führen. Irgendwann kommt die Zeit, in der er erkennt, dass er das Leben nicht noch einmal gestalten kann. Es trägt zum inneren Frieden bei, wenn man sich mit dem Unvollständigen versöhnen, mit dem, wie es ist, verbinden kann. Versöhnung bedeutet auch, den Dingen im Rückblick ihren Sinn und ihre Bedeutung zu geben, ohne sie noch einmal ändern zu wollen.

Jeder Mensch erfährt im Laufe seines Lebens Ungerechtigkeiten und seelische Verletzungen. Eine verzeihende Haltung, getragen von der Einsicht, dass man auch selbst anderen Schmerz zugefügt hat, lässt innere Ruhe gedeihen.

Ein Kind wird mit einer großen Portion an Vertrauen und Sorglosigkeit ausgestattet. Erlebt es, dass es immer wieder das bekommt, was es benötigt, festigt sich das sogenannte Urvertrauen. Es ist jedem Menschen zu wünschen, dass er gerade am Ende seines Lebens, sich dem Leben, dem Gang der Dinge, möglichst völlig anvertrauen kann.

Ein günstiger Entwicklungsverlauf eines Menschen wäre, wenn er in allen Lebensphasen die entsprechenden Herausforderungen gut bewältigt, und ihm somit die letzte Phase seines Lebens zur Versöhnung mit sich und der Umgebung dienen könnte.

## 7.3. Begleitung mit Herz und Verstand

### 7.3.1. Das Rollenbild der LebensbegleiterInnen

In der Alltagssprache wird das Wort „begleiten“ im Sinne von „mitgehen“, „das Geleit geben“, „sich zueinandergesellen“ verwendet. Bernhard Weicht führt an, dass „durch die Beschäftigung von ausländischen Kräften im Haushalt nicht einzelne Tätigkeiten gekauft werden, sondern dass für die Verfügbarkeit der Person und für deren Zeit bezahlt wird.“ [1)]

[1)] Weicht, Bernhard, Österle, August (Hg.): Im Ausland zu Hause pflegen. Die Beschäftigung von MigrantInnen in der 24-Stunden-Betreuung, Wien: LIT Verlag, 2016, S. 117

Begleitung findet im Leben sehr oft und unzählige Male statt. Eltern begleiten ihre Kinder ins Leben, Freunde sind füreinander da. Man denke an die Fülle ehrenamtlicher Tätigkeiten oder auch an Angehörige eines Sterbenden, die zu Sterbebegleitern werden, da sie ihm am nächsten stehen und als Ansprechpartner fungieren.

## 7.3.2. Fertigkeiten für die Lebensbegleitung

**Anteilnehmende Gesprächsführung**
Das bedeutet, auf Aussagen und Äußerungen der begleiteten Person sensibel einzugehen und der Person die Möglichkeit zu geben, das, was sie beschäftigt, auszudrücken. Auf eine Aussage wie: „Wer weiß, ob ich die nächsten Weihnachten noch erleben werde", wird von der Umgebung fälschlicherweise sehr oft mit einer Ablenkung oder einem Widersprechen reagiert: „Sag das doch nicht!"

Besser wäre wohl eine Aussage wie: „Es ist schon richtig, alles hat einen Anfang, aber auch ein Ende, irgendwann schließt sich der Bogen des Lebens, das lässt sich wohl nicht aufhalten". So eine Reaktion ist eine Einladung an die Person, das auszudrücken, was sie in dem Zusammenhang beschäftigt.

**Verständnis, Einfühlungsvermögen**
Einfühlsam mit der Situation eines anderen umzugehen bedeutet, sich ohne Theorien und Voreingenommenheit einem anderen Menschen zu öffnen und bemüht zu sein, zu erfassen, wie er denkt, wie er Dinge erlebt und wie er Erlebtes für sich einordnet; welchen Wert, welche Bedeutung es für ihn hat oder in welcher Weise er noch mit der Situation hadert und unzufrieden

ist. Es geht nicht darum, als Begleiter eine Wertung abzugeben, ob etwas richtig oder falsch war, was man hätte besser machen können oder wo Fehler gemacht wurden. Empathie bedeutet, sich in die Situation des Gegenübers hineinzuversetzen, um Verständnis für die Situation bemüht zu sein und dies dem Begleiteten durch eine Rückmeldung auch zu zeigen.

**Offenheit, ehrliches Interesse**

Ältere Menschen sind wie ein Buch. Sie haben im Laufe ihres Lebens sehr viel erlebt, und wenn sie auf ein Gegenüber stoßen, das ehrlich interessiert ist, etwas davon zu erfahren, dann tut das ihrer Seele gut. Wenn sie merken, dass das, was sie erlebt haben, für jemand anderen interessant ist, gibt ihnen das Bestätigung, lässt sie mit Stolz zurückblicken, und es stärkt ihr Selbstwertgefühl.

Genauso ist es bei jenen, die verbittert sind, wahrscheinlich Schmerzhaftes in sich tragen und eher verschlossen sind, wichtig, wenn ihnen Offenheit und Interesse, aber mitunter auch Zurückhaltung entgegengebracht werden.

**Richtiger Umgang mit Nähe und Distanz, Privatsphäre wahren**

Menschen, die eine Personenbetreuung in Anspruch nehmen, müssen naturgemäß in Kauf nehmen, dass dies auch ein Eindringen in ihre Privatsphäre mit sich bringt. Sie benötigen Hilfe beim An- und Ausziehen, bei der Körperpflege, beim Toilettengang, in den täglichen Dingen des Lebens. Umso wichtiger ist es, dass die Betreuungsperson spürt, wann sie sich zurückziehen kann und soll. Dies gilt z.B. bei Telefonanrufen, bei Besuchen oder wann immer die betreute Person allein sein möchte.

Die Privatsphäre zu beachten, bedeutet auch, die Verschwiegenheitspflicht zu wahren, sci cs, was das Krankheitsbild, aber auch, aws die sozialen, wirtschaftlichen und familiären Verhältnisse betrifft. Das darf ohne Einverständnis nicht an dritte Personen weitergetragen werden.

**Sich im Spannungsfeld ungelöster Probleme und Konflikte neutral verhalten**

Ein Begleiter ist kein Therapeut, der auf die Ursachen von unverarbeiteten Erlebnissen eingeht und bestrebt ist, eine Lösung herbeizuführen; er ist kein Coach, der versucht, die Stärken auszubauen und die Schwächen zu reduzieren; er ist auch kein Mediator, der bemüht ist, Konflikte zu lösen.

Das Leben eines alten Menschen ist leider oft noch reich an Konflikten. Sei es, dass er mit seinem eigenen Schicksal hadert, seien es Belastungen aus dem Umfeld (Geld-, Erbschaftsstreitigkeiten oder ungelöste Zerwürfnisse aus der Vergangenheit).

Auch wenn Angehörige oder die begleitete Person versuchen, den Personenbetreuer/die Personenbetreuerin als „Verbündete(n)" für den eigenen Standpunkt zu gewinnen, gilt es, sich in der Sache neutral zu verhalten. Darüber hinaus sollten Sie Verständnis haben und zeigen, wie es den Beteiligten dabei geht.

Einen neutralen Standpunkt zu wahren, kann auch helfen, dass die Konfliktparteien ihre Sichtweise überdenken. Sich nicht einzumischen und sich neutral zu verhalten, kann sehr wohl zur Lösung beitragen.

**Selbstbestimmung beachten**

Bei bestimmten Krankheiten wäre es sehr oft angebracht, auf Alkohol, Zigaretten, fettes Essen, auf den Verzehr von

Mehlspeisen und auf andere Dinge zu verzichten.
Jeder Mensch hat das Recht, sein Leben selbst zu bestimmen. Ein Begleiter/eine Begleiterin ist nicht für die Gesundheit der begleiteten Person verantwortlich. Sie kann auf die Folgen hinweisen, wenn man sich ungesund ernährt, und soll durch Alternativvorschläge zu einer gesunden Lebensführung motivieren.

Auch wenn es gut gemeint ist, und selbst wenn es für die begleitete Person gesundheitlich absolut förderlich wäre, mit eiserner Disziplin auf Genuss zu verzichten, liegt die Entscheidung nicht beim Begleiter/bei der Begleiterin.
Mit diesem Spannungsfeld gilt es umgehen zu können. Verständnis aufzubringen für etwas, womit man möglicherweise nicht unbedingt einverstanden ist, trägt auch für den Begleiter/die Begleiterin zu einer stressfreien Arbeit bei.

**Den Frohsinn trotz Missmut, Unzufriedenheit und Zurückweisung nicht verlieren**

Für PersonenbetreuerInnen und auch für das Umfeld ist es oft unverständlich, warum Menschen nicht froh und dankbar sind. Sie wohnen in der Regel in einem schönen Haus und können trotz Hilfsbedürftigkeit zu Hause und in ihrer gewohnten Umgebung bleiben.

Für die PersonenbetreuerInnen ist es eine große Herausforderung, die Vorwürfe nicht auf sich persönlich zu beziehen, trotzdem eine wohlwollende Haltung zu bewahren und auch solchen Personen Verständnis entgegenzubringen. Auch das ist ein Teil der Begleitung. Denn so kann die Person, die mit dem Schicksal hadert, leichter aus diesem negativen Kreislauf heraus- und zu einem zufriedeneren Leben finden.

## 7.4. Sinnvolle Aktivitäten im Betreuungsalltag

Unser Körper und Geist lieben vor allem dann Herausforderungen, wenn sie mit positiven Gefühlen verbunden sind. Freude, Spaß, Begeisterung und Interesse lösen im Körper Aktivität aus, während hingegen Zeitmangel, Leistungsdruck, Überforderung und Angst unser Tun sehr einengen.
Wer als PersonenbetreuerIn den Tag mit Freude und positiver Motivation beginnt, überträgt diese Freude und Motivation auch auf die betreute Person.

Nun haben wir Menschen unterschiedliche Vorlieben und Stärken. Um diese bei den betreuten Personen herauszufinden, ist eine große Portion Einfühlungsvermögen von Vorteil. Bei der Überlegung, zu welchen Aktivitäten eine betreute Person angeregt werden sollte oder könnte, ist zudem die Beschäftigung mit deren Leben in Form der Biografiearbeit eine hilfreiche Quelle.

### 7.4.1 Biografiearbeit

Der Kerngedanke der Biografiearbeit ist, sich ein möglichst umfassendes Bild von der Lebensgeschichte einer zu betreuenden Person zu erarbeiten, indem viele Informationen über die Lebensphasen und Erlebnisse eingeholt werden. Dies trägt zu einem besseren Verständnis der Person bei, hilft, die betreute Person in der Ganzheit und Einzigartigkeit, die sich aus deren Leben und Erlebten ergibt, zu erkennen und zu respektieren, sowie deren Verhaltensweisen besser nachvollziehen zu können. Je besser man den Lebensverlauf einer Person kennt und versteht, umso besser kann man die Spuren, die das Leben hinterließ, richtig deuten und als Betreuungskraft zu Aktivitäten anregen, die zu der Person passen.

Wenn die Betreuungskraft sich in herzlicher und ehrlicher Weise mit Feingefühl und Sorgfalt der betreuten Person zuwendet, kann eine gute Vertrauensbasis entstehen. Das wiederum ist eine gute Voraussetzung, damit die betreute Person mitteilt, was sie in guter und belastender Weise erlebt, was sie geprägt hat, womit sie sich aktuell beschäftigt und welche Gedanken und Sorgen sie für die Zukunft hat.
Das zu erfassen ist Kernstück der Biografiearbeit.

**Methode**

Zum einen bietet die 24-Stunden-Betreuung eine gute Möglichkeit, die betreute Person durch Fragen einzuladen, mehr über ihr Leben zu erzählen. Wenn gemeinsam Fotoalben angeschaut werden, kann dies eine gute Gelegenheit sein. Auch Bilder, Auszeichnungen, Gegenstände, die sich in der Wohnung befinden, können als Aufhänger verwendet werden, um sich mehr über das Leben berichten zu lassen.

Zum anderen offenbaren genauso beiläufige Äußerungen oder Verhaltensweisen wesentliche Einstellungen eines Menschen. Das können Kommentare zu aktuellen Themen in der Zeitung, zu den Nachrichten, zu einer Fernsehsendung oder eine Stimmungsveränderung beim Hören einer bestimmten Musik sein. Ältere Menschen sind wie ein Buch. Sie haben im Laufe ihres Lebens sehr viel erlebt, und wenn sie auf ein Gegenüber stoßen, das ehrliches Interesse an ihnen hat, tut das ihrer Seele gut. Wenn sie merken, dass das, was sie erlebt haben, für jemanden anderen interessant ist, fühlen sie sich bestätigt, und es stärkt ihr Selbstwertgefühl.

**Anhaltspunkte**

Um sich ein umfassendes Bild von einer Person zu machen, können folgende Anhaltspunkte, wie sie auch in sogenannten Biografiebögen zu finden sind, eine sinnvolle Hilfe sein:

- Geburtsort, Beruf der Eltern, wirtschaftliche und soziale Verhältnisse der Herkunftsfamilie, Kindheit, Anzahl der Geschwister, Stellung in der Geschwisterreihe
- Schulbesuch, Berufswahl, Karriere, Position in der Gesellschaft
- eigene Partnerschaft(en) und Familie, Kinder, Beziehung zu den Kindern
- besondere Persönlichkeitseigenschaften, Begabungen, Hobbys, Freizeitgestaltung in der Kindheit, in der Jugend, als Erwachsener
- besonders prägende Ereignisse (Unfall, Verlust eines Familienangehörigen, Krankheiten, Schicksalsschläge...)
- Tagesablauf, Besonderheiten bei der Freizeitgestaltung; Aufgaben, die noch selbst erledigt wurden, bevor eine Unterstützung in Form der 24-Stunden-Betreuung erforderlich war
- Wertehaltung, Glaubenseinstellungen, Abneigungen usw.

Die Kenntnis und die Berücksichtigung dieser Punkte kann viel dazu beitragen, dass Menschen auch dann noch Lebensqualität erfahren können, wenn sie auf die Hilfe anderer angewiesen sind.

### 7.4.2. Ressourcenorientierte Aktivitäten, die zum Wohlbefinden beitragen

Bei der Auswahl der Aktivitäten ist es wichtig, darauf zu achten, dass die Männer und Frauen, die zu betreuen sind, sinnvoll beschäftigt werden. Sie selbst müssen darin einen Sinn erkennen und Freude daran haben.

**Haushaltstätigkeiten**
Frauen kann man in der Regel bei Tätigkeiten in der Küche, bei der Wäschepflege, in die Betreuung von Zimmer- oder Gar-

tenpflanzen mit einbeziehen. Wenn die betreute Person dadurch zufrieden ist, dann ist es auch der Betreuer/die Betreuerin. Dadurch, dass diese Tätigkeiten auf einem Kalender festgehalten werden, kann sich die betreute Person orientieren, und der Tag erhält für sie eine Struktur.

**Hobbys**

Im Allgemeinen hat jeder Mensch in seinem Leben etwas gemacht, was ihm viel Spaß und Freude bereitet hat. Diese Tätigkeiten, diese Hobbys wieder zu aktivieren, kann den Alltag erträglicher und sinnvoller machen.

Das können sein:

Handarbeiten, Stricken oder Häkeln, Basteln, Malen oder Fotografieren. In diesem Zusammenhang kann man auch alte Fotos anschauen. Anhand von Familienfotos kann man Fragen über die Familie, zu Freunden und besonderen Ereignissen stellen. Dabei dürfen Gefühle aufkommen. Wichtig ist, dass man der betreuten Person zuhört!

**Handwerkliche Tätigkeiten**

Hier gibt es die Möglichkeit, im Keller, in der Garage oder in einem Hobbyraum eine Beschäftigung zu finden. Handwerkliche Tätigkeiten bieten eine Ablenkung von der Tagesstruktur und fördern die sensorischen und motorischen Fähigkeiten.

Das Ergebnis sind Erfolgserlebnisse und eine Selbstwertsteigerung (Für Männer, die nie im Haushalt geholfen haben, ist eine diesbezügliche Tätigkeit nicht zielführend).

**Gesundheitsfördernde Aktivitäten**

An vorderster Stelle steht der Spaziergang (soweit die betreute Person nicht bettlägerig ist).

Gymnastik ist im Stehen, Sitzen und sogar im Bett möglich und sinnvoll. Hier ist zum Beispiel die Fingergymnastik zu erwähnen. Man kann sich auch im Sitzen zur Musik bewegen, also im Sitzen tanzen. Das macht älteren Menschen oft viel Spaß.
Hier muss die Betreuerin/der Betreuer mitmachen.
Um das Kurzzeitgedächtnis zu prüfen, eignet sich das Koffer-Pack-Spiel besonders gut.

**Spiele**
Spielen bedeutet Ablenkung vom Alltag oder von der Eintönigkeit. Gesellschaftsspiele rufen Energien wach und aktivieren den Geist. Beim Spielen werden Emotionen frei: Man kann sich ärgern, freuen, und auch der Ehrgeiz wird geweckt; denn jeder möchte gewinnen. Das Herz-Kreislauf-System wird angeregt. Die Muskulatur und das Gehirn werden durchblutet. Damit steigert sich die Konzentration, und das Gedächtnis wird wach. Spielen bringt ein soziales Miteinander!

**Musik, Singen, Tanzen, Gedichte**
Musik kann entspannen, Gefühle können durch sie gelöst werden und tragen zum körperlichen Wohlbefinden bei. Dabei spielt es keine Rolle, ob wir bewusst zuhören oder nicht. Jedes Musikstück zieht uns in seinen Bann. Musikhören ist ein aktiver Vorgang. Durch das Hören von Musik wird gleichzeitig unser Gedächtnis trainiert.

Mitunter findet sich im Haus ein Musikinstrument, das von der betreuten Person früher gespielt wurde. Das kann eine Blockflöte, eine Geige oder eine Gitarre sein. Gibt man das Instrument der betreuten Person in die Hand, kann daraus etwas Wunderbares entstehen.

Noch bevor die Menschen schreiben konnten, haben sie getanzt. Die Bewegung zur Musik verleiht Kraft und Selbstbewusstsein. Tanzen ist zunächst einmal Bewegung, und Bewegung tut uns allen gut. Sich zur Musik zu bewegen, sei es nach Tanzschritten oder frei, wirkt entspannend und ist eine Wohltat für die Seele. Laut einer Studie soll das Demenzrisiko durch das Tanzen reduziert werden. Motorik, Aufmerksamkeit, Langzeitgedächtnis und Kurzzeitgedächtnis werden beansprucht. Tanzen und Singen lassen sich gemeinsam praktizieren.

**Natur und Tiere**

Je nach Jahreszeit kann man im Garten oder auf dem Balkon Kräuter oder Gemüse pflanzen, um später die Früchte ernten zu können.

Auch Haustiere (Hunde, Katzen, Vögel) können sehr zum Wohlbefinden der betreuten Person beitragen. Durch Zuwendung und Nähe schafft man ein Gefühl der Geborgenheit. Soweit es der Allgemeinzustand der betreuten Person zulässt, kann man ihr die Verantwortung für diesen „Hausgenossen" vollständig oder teilweise übertragen. So erhält sie das Gefühl, gebraucht zu werden.

**Gedächtnistraining**

Wenn wir in Pension oder Rente gehen, also beruflich nicht mehr gefordert sind, begegnen uns neue geistige Anforderungen immer seltener, die Herausforderungen nehmen ab und Routine beherrscht weitgehend den Alltag. Dadurch geraten wir in Gefahr, dass unser geistiges Potenzial abnimmt. Kommt dann noch eine Krankheit oder eine körperliche Einschränkung hinzu, dann nagt dies erheblich an unserem Selbstwertgefühl. Wir trauen uns immer weniger bis gar nichts mehr zu. Einer solchen Entwicklung sollte man gegensteuern.

In so einer Situation ist es umso wichtiger, dass wir als BetreuerInnen diese Menschen geistig fördern. Denn unser Hirn will keine Langeweile, wir brauchen Anregungen, Förderungen. Selbst bei beginnender Demenz lässt sich diesbezüglich ein Training durchführen.
Da Routine meist den Alltag beherrscht, können solche Übungen für das Gedächtnis belebend wirken. Es genügt oft schon, ein Mal pro Tag ein zehnminütiges Gedächtnistraining einzubauen. Die Pflege des Geistes hat denselben Stellenwert wie körperliche Pflege. Es ist sehr wichtig, etwas zu finden, wodurch die betreute Person geistig gefordert und somit gefördert wird.

### 7.4.3. Motivation

Den betreuten Personen fehlt oft die eigene Motivation, weil sie sich selbst nichts mehr oder sehr wenig zutrauen. Der Betreuer/ die Betreuerin ist daher gefordert, seinen/ihren Schützling zu motivieren und seine Kreativität anzuregen.
Die erste Stufe der Motivation besteht darin, dass man selbst gute Laune hat und diese auch zeigt. Dies wirkt sich auf das Gegenüber positiv und belebend aus.
Auch das Gespräch ist sehr wichtig. Sehr oft hat die betreute Person keinen anderen Gesprächspartner. Hier spielt auch das Lob eine große Rolle. Damit macht man Mut!

### 7.4.4. Alltagsnahe Übungen

**Tageszeitung**
In vielen Haushalten gibt es eine Tageszeitung oder andere Magazine. Um damit das Gedächtnis zu trainieren, schaut man sich mit der betreuten Person das Titelblatt an, legt die Zeitung beiseite und überlegt gemeinsam, welche Bilder auf dieser Seite zu sehen und welche Überschriften zu lesen waren.

Oder man behandelt jene Themen, die besonders interessieren: Politik, Sport, Kultur, Reisen, Filme, Kreuzworträtsel usw.

**Jahreszeiten**
Zur jeweiligen Jahreszeit ergeben sich viele Anknüpfungspunkte. Man kann z.B. das Wohnzimmer entsprechend der Jahreszeit dekorieren und mit Bildern aus Zeitschriften und Werbematerial ausstatten.

**Fantasie und Vorstellungsvermögen**
Fantasiereisen sind eine sehr lustige und anregende Abwechslung. Jeden Abschnitt, jeden Schritt stellt man sich vor. Dabei kann man die Augen schließen und mit dem inneren Auge wahrnehmen, was man hört oder sich ausdenkt.

## 7.5. Fragen

- In welcher Weise hilft Ihnen die Beschäftigung mit den Lebensphasen im Verständnis für das Alter?
- Wie verstehen Sie Ihre Rolle als LebensbegleiterIn?
- Was verstehen Sie unter Biographiearbeit?
- Zu welchen Aktivitäten werden Sie die von Ihnen betreute Person anregen?

## Quellen und weiterführende Literatur:

**Bauer, Joachim:**
Prinzip Menschlichkeit. Warum wir von Natur aus kooperieren
8. Auflage, München: Wilhelm Heyne Verlag, 2008

**Burger, Hubert:**
Kommunikation und Gesprächsführung in der Seniorenarbeit.
Hagen: Brigitte Kunz Verlag, 1988

**Dahmer, Hella und Jürgen:**
Gesprächsführung. Eine praktische Anleitung
3. unveränderte Auflage, Stuttgart: Georg Thieme Verlag, 1992

**Erikson, Homburger Erik:**
Phasen der psychosozialen Entwicklung.
https://arbeitsblaetter.stangl-taller.at/PSYCHOLOGIEENTWICKLUNG/EntwicklungErikson.shtml, November 2018

**Gordon, Thomas:**
Gute Beziehungen – Wie sie entstehen und stärker werden. Wirksame Konfliktbewältigung in Familie und Beruf, Stuttgart: Klett-Cotta Verlag, 2013

**Goleman, Daniel:**
Soziale Intelligenz. Wer auf andere zugehen kann, hat mehr vom Leben
München: Droemer Verlag, 2006

**Newberg, Andrew, Waldmann, Robert:**
Die Kraft der Mitfühlenden Kommunikation. Wie Worte unser Leben ändern können, München: Kailash Verlag, 2013

**Rogers, Carl:**
Die klientenzentrierte Gesprächspsychotherapie. Client-Centered Therapy
Frankfurt am Main: Fischer Taschenbuch Verlag, 2012

**Schachtschabel, D. O.:**
Humanbiologie des Alterns, In: Kruse, A./Martin, M. (Hg): Enzyklopädie der Gerontologie. Alternsprozesse in multidisziplinärer Sicht
Bern: Huber, 2004

**Weicht, Bernhard, Österle, August (Hg.):**
Im Ausland zu Hause pflegen. Die Beschäftigung von MigrantInnen in der 24-Stunden-Betreuung, Wien: LIT Verlag, 2016

# 8. Ethik in der Personenbetreuung

Beitrag von Sandra Fugger
und Siegfried Klammsteiner

# 8. Ethik in der Personenbetreuung

## 8.1. Grundfragen der Ethik

Die Ethik ist eine Disziplin der Philosophie und versteht sich als Wissenschaft vom moralischen Handeln.
Wo Menschen, Gruppen, Völker und Nationen zusammenleben, kollidieren die Eigeninteressen immer wieder mit den Interessen anderer.

Die Ethik ist bemüht, Handlungsleitlinien bereitzustellen, wie ein Zusammenleben aussehen kann, ohne die Würde des Einzelnen, der einzelnen Gruppe usw. zu verletzen.

Auch in der Pflege und Betreuung stoßen viele Eigeninteressen aufeinander.

Im Laufe der Geschichte hat sich Ethik mit verschiedenen Bereichen des menschlichen und gesellschaftlichen Lebens beschäftigt, wie z.B. mit der Ethik in der Medizin, im Rechtswesen, in der Gentechnologie (Bioethik), im Gesundheitsbereich, im Sozialbereich (Rechte und Pflichten gegenüber der menschlichen Gemeinschaft), in der Wirtschaft, in der Wissenschaft, in Umweltfragen (Ökologische Ethik), in der Friedensarbeit (aufbauend auf dem Prinzip der Gerechtigkeit) und anderen mehr.

„Gleichwohl lassen sich trotz unterschiedlicher Themenwahl und Schwerpunktsetzung gewisse Fragen ausmachen, die von allen Moralphilosophen als ethische Grundfragen anerkannt worden sind und zum unverzichtbaren Problemhorizont jeder Ethik gehören. Im Wesentlichen sind es drei Fragenbereiche, für die

die Ethik als Wissenschaft vom moralischen Handeln Lösungsvorschläge erarbeiten muss:

- Glück(-seligkeit)
- Freiheit
- Gut und Böse.“ [1)]

## 8.2. Die Würde des Menschen

Jeder Mensch ist ein eigenes Individuum, aber es gibt auch Aspekte, die uns allen zu eigen sind. Das lässt sich auch an Hand der Grundbedürfnisse erläutern.

### 8.2.1. Grundbedürfnisse

- das Bedürfnis nach Bindung, Anteilnahme, Verbundenheit – LIEBE
- das Bedürfnis nach Selbstständigkeit, Respekt, Entscheidungsfreiheit – SELBSTBESTIMMUNG
- das Bedürfnis nach Spaß, Optimismus, Lust – FREUDE
- das Bedürfnis nach Selbstverwirklichung, Selbstwert, Wertschätzung – ANERKENNUNG

Aufbauend auf der Erkenntnis, dass es zentrale Werte gibt, die für einzelne Menschen, aber auch für die Gesellschaft als Ganzes zentral sind, wurde die „Allgemeinene Erklärung der Menschenrechte“ ausgearbeitet. Nach Art.1 der „Allgemeinen Erklärung der Menschenrechte“ vom 10. Dezember 1948 sind alle Menschen frei und gleich an Würde und Rechten geboren.

[1)] Pieper, Annemarie: Einführung in die Ethik. 5. Auflage, Tübingen: A. Francke Verlag, 2003, S. 160

Auch in Artikel 1 der Charta der Grundrechte der Europäischen Union heißt es. „Die Würde des Menschen ist unantastbar.“ Doch was genau ist „Würde“? Was bedeutet es, wenn uns die Würde genommen wird, oder wenn wir in unserer Würde verletzt werden? Was bedeutet es, andere unter ihrer Würde zu behandeln? Was bedeutet es, unter unserer Würde zu handeln? Woher kommt dieser ethisch-philosophische Begriff? Mit Menschenwürde verbindet man, dass alle Menschen, unabhängig von irgendwelchen Merkmalen wie etwa Herkunft, Geschlecht oder Alter, denselben Wert haben und mit grundlegenden Rechten ausgestattet sind.

### 8.2.2. Die Würde des Menschen – ein innerer Kompass

Die Beobachtung, dass ein Kind sich sofort bemerkbar macht, wenn es ihm nicht gut geht, wenn es sich nicht wohlfühlt, wenn sein Leben in Gefahr ist, lässt den Schluss zu, dass wir von Beginn an mit einer Art innerer Kompass für die Gestaltung unseres Lebens ausgestattet sind.

Wir kommen zur Welt und brauchen andere Menschen, um zu dem werden zu können, was uns ausmacht.

Im Unterschied zum Tierreich müssen wir Menschen in mühsamer Weise alles erst lernen und uns erarbeiten, vom Gehen, Laufen, Sprechen bis hin zur Entfaltung von kognitiven, emotionalen, sozialen und ethischen Kompetenzen.

Dieser vermeintliche Nachteil birgt einen großen Vorteil in sich: Geleitet von diesem sogenannten inneren Kompass liegt es auch an jedem von uns, was wir aus uns machen, auch wenn Erziehung, Umwelt, Kultur, all die gesellschaftlichen Gegebenheiten auf unsere Entwicklung zweifelsohne einen beachtlichen Einfluss haben.

### 8.2.3. Selbstbild und Würde

Zu Beginn des Lebens beschränken sich die Grundbedürfnisse auf körperliches (Essen, Trinken, Schlafen usw.) und emotionales (Zuwendung, Beachtung) Erleben.
Im Laufe der Entwicklung erwachen weitere Grundbedürfnisse wie Freiheit, Selbstbestimmung, Anerkennung, Wertschätzung, Selbstverwirklichung, um nur die wichtigsten zu nennen.
Zum Begriff „Würde" hat jeder Mensch auch einen individuellen Zugang. Jeder bestimmt für sich, was für ihn sehr wichtig ist. Daher lässt sich Würde nicht nur durch ein allgemeines philosophisches Konzept definieren und festlegen.
Wenn das, was für jemanden sehr wichtig ist, nicht beachtet wird, fühlt sich derjenige in seiner Würde verletzt. Daher spielt die Selbstbestimmung für uns Menschen eine so große Rolle.

### 8.2.4. Der Mensch im Spannungsfeld zwischen Individuum und sozialem Wesen

**Menschenwürde kann man auch als „Summe aller Grund- und Menschenrechte" verstehen. Dazu gehören:**

- das Recht auf Leben und körperliche Unversehrtheit
- das Recht auf Freiheit, das Recht auf Selbstbestimmung, Vertragsfreiheit, Glaubensfreiheit, Gewissensfreiheit, Bekenntnisfreiheit, Meinungsfreiheit, Informationsfreiheit, Pressefreiheit, Freiheit von Kunst und Wissenschaft, Recht auf Ehe und Familie, Versammlungsfreiheit, Vereinigungsfreiheit, Koalitionsfreiheit, Freizügigkeit, Berufsfreiheit, Recht auf Eigentum, Erbrecht
- die Gleichheit, wie Gleichheit vor dem Gesetz, Gleichberechtigung von Mann und Frau, Diskriminierungsverbote (Geschlecht, Rasse, Religion)

- die Gleichheit in Bezug auf soziale Rechte wie Arbeit, Bildung, Lohn

Die Freiheit des Individuums endet dort, wo sie die Grundfreiheit des anderen verletzt. Zum Beispiel endet die Freiheit nach Eigentum an der Grenze zum Eigentum des Nachbarn.

All diese Rechte sind auch mit Pflichten verbunden. Mit dem Recht auf Leben, mit dem das Kind ausgestattet ist, geht auch die Pflicht der Eltern einher, für das Kind zu sorgen.

Wir Menschen sind aufeinander angewiesen. Der Mensch wird erst durch den Menschen zum Menschen. Nur ein korrektes, soziales Verhalten untereinander ist die Garantie, dass die Grundrechte für alle erlebbar werden.

Aus ethischer Sicht verletzt man die eigene Würde, wenn man die eines anderen verletzt. Es ist unter der Würde eines Menschen, die Würde eines anderen zu missachten.

## 8.3. Ethik im Gesundheitsbereich

Im Gesundheitsbereich beruft man sich weitgehend auf die von Tom L. Beauchamp und James F. Childress begründen ethischen Grundprinzipien.

**„Folgende vier Prinzipien bilden das klassische Quartett der Biomedizin:**

- Respekt vor der Autonomie (respect for autonomy)
- Benefizienz/Fürsorge (beneficence)
- Nichtschaden (nonmaleficence)
- Gerechtigkeit (justice)

Das Prinzip des **Respekts vor der Autonomie** [...] verpflichtet zur Anerkennung und Förderung selbstbestimmter Entscheidungen der PatientInnen. [...] Der/die Patient/in kann Behandlungen ablehnen, auch wenn diese indiziert und von Fachpersonen angeraten werden.“ [2)]

Das Prinzip **Benefizienz/Fürsorge** stellt die Verpflichtung in den Mittelpunkt, dass Menschen, die Hilfe brauchen, diese auch bekommen sollen. „Die Anwendung dieses Prinzips darf jedoch nicht zu einer paternalistischen Verhaltensweise der Pflegeperson führen, bei der die fachlich richtigen Pflegehandlungen dem/der Patienten/Patientin aufgezwungen werden.“ [3)]

Das Prinzip **Nichtschaden** hält fest, dass bei medizinischen Eingriffen und pflegerischen Maßnahmen darauf zu achten ist, dass kein Schaden bzw. möglichst wenig Schmerzen zugefügt werden.

Das Prinzip der **Gerechtigkeit** beinhaltet, dass im Gesundheitswesen auf eine faire Verteilung der Leistungen zu achten ist. Das bezieht sich auf Geld, Personal, Zeit, Therapien sowie all die Ressourcen, die im Gesundheitswesen erforderlich sind.

## 8.4. Ethik der Achtsamkeit

In den 80er-Jahren wurden in Folge der feministischen Bewegung die Ansätze zu einer weiblichen Ethik entwickelt. Diese hat maßgeblich das aktuelle Verständnis der Ethik in der Pflege und Betreuung geprägt, die im Begriff „Ethik der Achtsamkeit“ ihre Ausdrucksform gefunden hat.

[2)] Hiemetzberger, Martina: Ethik in der Pflege. 2. überarbeitete Auflage, Wien: Facultas Verlags- und Buchhandels AG, 2016, S. 104, 105

[3)] Ebd. S. 107

Ausgelöst wurde diese Diskussion durch das 1982 in den USA erschienene Buch „Die andere Stimme“ von Carol Gilligan, in dem sie die „Fürsorgeperspektive“ der männlich geprägten „Gerechtigkeitsperspektive“ gegenüberstellte.

Dabei ging es ihr nicht darum, diese beiden Perspektiven gegeneinander auszuspielen, sondern in der Ethik die abstrakt-allgemeinen Prinzipien von Recht und Gerechtigkeit um das Feingefühl für das Besondere, für das Individuelle zu erweitern.

In weiterer Folge hat Elisabeth Conradi durch ihr Konzept der Achtsamkeit einen wichtigen Beitrag für ein differenziertes und praxisbezogenes Verständnis der Ethik in der Pflege und Betreuung geleistet.

„Um eine Alternative zu einem pflichtenethischen Achtungsbegriff aufzuweisen, habe ich ein Konzept der Achtsamkeit vorgeschlagen. […] >Achtsamkeit< formuliert den Grundgedanken, dass Menschen füreinander außerordentlich bedeutsam sind, [… und] trägt der Bezogenheit von Menschen aufeinander, ja sogar der Abhängigkeit voneinander Rechnung. […]
In meinem Verständnis von Care-Ethik wird Achtsamkeit zugleich als Vorgabe und als Geschenk verstanden. Das Schenken von Achtsamkeit ist nicht an eine Verpflichtung zur Gegengabe gebunden.“ [4)]

**In diesem Konzept**
- stehen innere Haltungen (Einstellungen und Motive) im Mittelpunkt
- werden die Beziehungen, die sich zwischen der Betreuungsperson und der betreuten Person entwickeln, berücksichtigt
- werden Gefühle und Empfindungen der Beteiligten integriert

[4)] Conradi, Elisabeth: Take Care. Grundlagen einer Ethik der Achtsamkeit
Frankfurt/Main: Campus Verlag, 2001, S. 238

- werden mögliche Machtverhältnisse und Abhängigkeiten beleuchtet
- wird die Wichtigkeit der Selbstsorge (auch für sich selbst zu sorgen) von Betreuungskräften hervorgehoben

Für die Umsetzung einer Ethik der Achtsamkeit sind soziale Kompetenzen sowie Fertigkeiten als BegleiterIn erforderlich. In Kapitel 6 und Kapitel 7 wurde bereits darauf eingegangen. Daher handelt es sich bei den nun folgenden Ausführungen zum Teil auch um eine Einordnung der bereits ausgeführten Themen in die Struktur der Ethik.

## 8.5. Ethik im Betreuungsalltag

In diesem Abschnitt sollen ethische Aspekte für die Personenbetreuung beleuchtet werden, ohne den Anspruch auf Vollständigkeit zu erheben. Die angeführten Beispiele sind stellvertretend für weitere oder ähnlich gelagerte Situationen gedacht. Bewusst nicht berücksichtigt sind die Umstände, wenn betreute Personen (die zum Beispiel stark an Demenz erkrankt sind oder sich im Wachkoma befinden) nicht fähig sind, ihren Willen angemessen zu äußern. In solchen Fällen empfiehlt es sich, Handlungsleitlinien gemeinsam mit einer Fachkraft zu erarbeiten.

### 8.5.1. Selbstbestimmung

Selbstbestimmung bedeutet, die betreute Person nicht zu bevormunden, sondern deren Vorstellungen und Wünsche zu beachten. Es ist verständlich, dass in einem Heim gewisse Hausregeln notwendig sind, dass in der mobilen Pflege die Besuchszeiten geplant werden müssen.

Speziell in der 24-Stunden-Betreuung können jedoch in hohem Ausmaß die Wünsche auch nach Tagesverfassung, also sehr individuell, berücksichtigt werden.
Im Kapitel 7.4.2. – Selbstbestimmung beachten, Umgang mit Nähe und Distanz, Privatsphäre wahren – wurde bereits auf die Thematik, wie sie sich im Betreuungsalltag darstellt, eingegangen. Ein Beispiel sei hier zusammenfassend angeführt, weil es sich hierbei um eine Kernproblematik der Selbstbestimmung handelt: Natürlich ist es für die Betreuungsperson bequemer, wenn die betreute Person Inkontinenzprodukte verwendet und dadurch nicht immer wieder auf die Toilette begleitet werden muss. Aber es verletzt die Würde des Menschen, wenn er aufgefordert wird „Machen Sie in die Windel, es passiert doch nichts", und er dies nicht möchte.

**Sexualität im Alter**

Am Beispiel von Sexualität lässt sich sehr gut aufzeigen, dass Selbstbestimmung dort seine Grenzen hat, wo die Rechte des anderen beginnen.

„Der Begriff Sexualität bezieht sich im pflegerischen Zusammenhang nicht nur auf die körperliche Anziehung und Annäherung, sondern er umfasst auch Emotionen wie den Wunsch nach Nähe, körpersprachliche Ausdrücke, Beobachtungen und Gespräche." [5)]
Sexualität ist ein Grundbedürfnis des Menschen, das auch im Alter nicht verschwindet. Betreuungskräfte haben durch ihre Arbeit (z.B. Körperpflege, Einreibungen oder Massagen) einen besonders engen Kontakt zur betreuten Person. Die Herausforderung liegt unter anderem darin, dass die Grenze der Nähe zur Betreuungskraft oder zur betreuten Person nicht überschritten wird.
Der unvermeidliche Körperkontakt kann dazu führen, dass die Betreuungskraft mit sexuellen Wünschen der betreuten Person

[5)] Bohnes, Heike, Bremer-Roth, Friederike u.a.: In guten Händen. Altenpflege Bd. 2 Berlin: Cornelsen Verlag, 2009, Seite 329

konfrontiert wird. Nicht selten ist sie mit körperlicher, aber auch verbaler Zudringlichkeit konfrontiert, was natürlich ein massives Problem für die Betreuungskraft darstellt, da dies als eine sexuelle Belästigung empfunden wird.

„Sexuelle Belästigung ist eine Form von Gewalt. Darunter ist jede Verhaltensweise zu fassen, die – gleichgültig ob verbal, nonverbal oder als konkrete Handlung – die Würde der Betreuungskraft oder des Klienten, gleichgültig ob Mann oder Frau, beeinträchtigt bzw. ohne Einverständnis erfolgt. Sexuelle Selbstbestimmung und Integrität ist ein Menschenrecht, das für alle gilt.

**Beispiele für sexuelle Belästigung:**
- verbale sexuelle Übergriffe
- Aufforderung zum Beischlaf
- sogenanntes „Begrapschen"
- Schauen von Pornofilmen, wenn auch die Betreuungsperson anwesend ist

**Mögliche Lösungsansätze:**
- direktes und klares Ansprechen der Situation
- sich trauen, NEIN zu sagen
- Abgrenzung – klar eine Grenzlinie ziehen
- Vernetzung innerhalb des Betreuungsteams (Hauskrankenpflege, mobile Altenhilfe, Hausarzt usw.)
- Einholen von Rat bei einer Vertrauensperson
- Information an die Vermittlungsstelle (z.B. Trägerorganisation, Vorgesetzte)
- Besuch des Klienten durch Vermittlungsstelle, Leitung etc.
- Wechsel der Betreuungsperson
- Einstellen der Betreuung (nach Ausschöpfen aller möglichen Lösungsansätze)." [6)]

[6)] BAG, Arbeitsgemeinschaft Freie Wohlfahrt, Bundesministerium für Soziales und Konsumentenschutz: Skriptum Personenbetreuung. http://bag.braintrust.at/d30, November 2018, Seite 158

Bei jeder berechtigten Abgrenzung ist es trotz allem wichtig, dass ein wertschätzender Umgang mit der betreuten Person beibehalten wird.

**Allgemeine Tipps zum Thema Sexualität und Betreuung:**

- Eine eindeutige und klare Grundhaltung der Betreuungsperson zeigt der betreuten Person die jeweils persönlichen Grenzen auf, an denen sich beide Seiten orientieren können.
- Die Bedürfnisse der betreuten Person sind ernst zu nehmen und auch zuzulassen, solange es nicht zu einer Grenzüberschreitung kommt (gegebenenfalls Rückzug).
- Betreuungskräfte müssen sich keine sexuelle Belästigung gefallen lassen. Sie sollten sich aber auch überlegen, inwieweit sie selbst, vielleicht unbewusst, eine solche Situation auslösen (durch Kleidung, Gesten, Worte usw.).
- Intimbereich: Wenn möglich, sollte sich die betreute Person selbst waschen; ist sie dazu nicht in der Lage, unbedingt immer Handschuhe verwenden – dies schafft Distanz.
- Privatsphäre der betreuten Person respektieren (z.B. Anklopfen, bevor das Zimmer betreten wird) [7)]

### 8.5.2. Informierte Zustimmung

In der Medizin und der Pflege bedeutet das, dass Patienten ausführlich über Risiko, Chancen und Folgen der Maßnahmen informiert werden, dass sie in die Entscheidung miteinbezogen werden und dass die Maßnahme nur dann durchgeführt wird, wenn der Patient dem auch zustimmt. In der Betreuung bezieht sich dieses Prinzip im hohen Maße auf das Essen, Trinken und auf die Lebensgewohnheiten.

[7)] Vergl.: Andreae, Susanne; Altenpflege in Lernfeldern. Schnell finden - schnell lesen - schnell verstehen, Stuttgart, New York: Georg Thieme Verlag, 2008, Seite 689

Es überrascht immer wieder, wie schnell auch Angehörige sich über dieses Grundprinzip ethischen Handelns hinwegsetzen und bestimmen, was für eine betreute Person gut sei.
Sie begründen dies oft dahingehend, dass sie nur das Beste für diese Person wollen.

Es ist erstaunlich, wie schnell Betreuungskräfte das Prinzip der Selbstbestimmung der betreuten Person übergehen, mit der Begründung: „Ich bin nun für diese Person verantwortlich."
Sich für jemanden verantwortlich fühlen bedeutet nicht, dass die Grundsätze der Selbstbestimmung und der informierten Zustimmung übergangen werden dürfen.

### 8.5.3. Nichtschadens-Prinzip

Durch jede Operation, durch Spritzen, Verbandwechsel, aber auch durch andere Maßnahmen in der Medizin und in der Pflege werden dem Betroffenen Schmerzen zugefügt. Das ist unvermeidbar!

Bezogen auf die Personenbetreuung geht es bei diesem Grundsatz nicht um den Schaden, den sich eine betreute Person durch eine ungesunde Lebensweise selbst zufügt und nicht darum, diesen Schaden abzuwenden. Bei diesem Prinzip kommt es vor allem darauf an, dass durch die Art, wie man die Tätigkeiten ausführt, kein zusätzlicher Schmerz zugeführt wird.

Somit geht es auch um die Umstände, die durch eine mangelhafte Ausbildung, durch Nichtbeachtung hygienischer Richtlinien, durch Vernachlässigung und durch einen Mangel an Sorgfalt verursacht werden.
Wer zum Beispiel einen Transfer nicht richtig beherrscht, verursacht vermeidbaren Schmerz.

### 8.5.4. Der Mensch darf niemals Mittel zum Zweck sein

Es ist nichts Verwerfliches, wenn Menschen ihr Geld durch die Arbeit in Pflege und Betreuung verdienen. Befriedigend und erfüllend wird die Arbeit jedoch erst dann, wenn die Liebe zur Arbeit und das Wohl der betreuten Person einen angemessenen Stellenwert im Verhältnis zum Geldverdienen hat.

Aber auch die betreute Person glaubt oft wegen der Bezahlung der Leistung, dass sie sich nicht an ethische Grundsätze halten muss, und dass diejenigen, die die Arbeit machen, nicht mit Respekt und als Partner auf Augenhöhe behandelt werden müssen. Ein großes Missverständnis, denn Geld pflegt nicht! Dafür sind Menschen notwendig, die sich für andere einsetzen. Eine angemessene Bezahlung ist sehr wohl ein Teil der Anerkennung für die Arbeit, aber sie ersetzt nicht die Wertschätzung gegenüber sowie den respektvollen Umgang mit den BetreuerInnen.

### 8.5.5. Achtsame Zuwendung

Wenn z.B. ein Fabriksarbeiter persönliche Probleme hat und nur widerwillig seiner Arbeit nachgeht, dabei jedoch fachlich alles richtig macht, schadet dies dem Endprodukt nicht. Beim Umgang mit Menschen sieht das natürlich anders aus. Hier spielen die Haltungen, die Gefühle und die Empfindungen sehr wohl eine Rolle! Sie fördern oder beeinträchtigen die Qualität der Arbeit sehr.

In Kapitel 7.4.2. – Einfühlsame Gesprächsführung, ehrliches Interesse, den Frohsinn nicht verlieren – wurden schon einige praktische Beispiele angeführt, wie eine achtsame Haltung gegenüber der betreuten Person aussehen könnte und sollte.

Zur Achtsamkeit gehört auch, in der Zeit des Einsatzes nicht ständig mit Laptop und Handy beschäftigt zu sein, sondern private Angelegenheiten in der Freizeit zu erledigen. Mit der einen

Hand das Essen einzugeben, mit der anderen gleichzeitig zu telefonieren, oder während der Arbeit über Facebook mit zu Hause verbunden zu sein, das alles zeigt, dass der betreuten Person nicht die ihr gebührende Zuwendung gegeben wird.

### 8.5.6. Selbstsorge

In den sozialen Berufen, so auch in der Betreuung, wird es oft schon fast als selbstverständlich angesehen, dass die ausführenden Personen sich für andere aufopfern und ihre eigenen Bedürfnisse und Gefühle vernachlässigen.

Für andere zu sorgen, setzt voraus, auch für sich selbst zu sorgen. Das bedeutet, sich die Fähigkeit zu erarbeiten, sich abzugrenzen, zu geben, ohne sich aufzugeben, die eigenen Bedürfnisse ernst zu nehmen und nicht zu verleugnen. Nicht Aufopferung, sondern Freude an der Arbeit rundet die Achtsamkeit ab. Ein Sprichwort sagt: Wer nicht mehr genießen kann, wird ungenießbar.

### 8.5.7. Subtile Gewaltanwendungen vermeiden

In einem Betreuungsverhältnis kommt es zu einer gegenseitigen Abhängigkeit. Betreuungsbedürftige Personen sind auf die Hilfe angewiesen, PersonenbetreuerInnen benötigen die Arbeit.

Unter Gewalt versteht man nicht nur körperliche Gewaltanwendung, wie zum Beispiel Tritte, Schläge, grobes Anfassen, sondern auch psychische Gewaltanwendung wie Ignorieren, Anschreien, Beleidigen, Demütigen, Vernachlässigen, Bevormunden.

„Jetzt ist Essenszeit, jetzt ist es Zeit, zu Bett zu gehen“, „Jetzt muss dies oder jenes gemacht werden“, oder „Wenn du nicht …, dann werde ich …“ – dies sind oft Aussagen, die eine subtile Machtausübung beinhalten können.

### 8.5.8. Gerechtigkeit und Fairness – Organisationsethik

Die Organisationsethik beschäftigt sich mit dem Zusammenspiel zwischen Organisation, MitarbeiterInnen und Gesellschaft.
In der 24-Stunden-Betreuung besteht in dieser Hinsicht noch ein großer Handlungsbedarf. Dazu gehören ein klares Berufsbild mit einer Differenzierung in der Ausbildung und eine angemessene Honorierung.

Um den hohen fachlichen und menschlichen Anforderungen an den Betreuungsstellen gerecht zu werden, ist ein kooperatives Verhalten in der Zusammenarbeit erforderlich. In Kapitel 2 unter Punkt 2.5.2. – Stress durch KollegInnen – und unter Punkt 2.5.4. – Offen und ehrlich die Situation ansprechen – wurde das Thema bereits behandelt.

Mehr miteinander als übereinander zu sprechen, trägt im hohen Maße zu einem guten Betriebsklima bei!

## 8.6. Fragen

- Was bedeutet es für Sie, die Selbstbestimmung der betreuten Personen zu beachten?
- Was können Sie tun, wenn Sie sexuell belästigt werden?
- Was verbinden Sie mit der Aussage: „Der Mensch darf niemals Mittel zum Zweck sein?“
- Wie setzen Sie achtsame Zuwendung im Betreuungsalltag um?

## Quellen und weiterführende Literatur:

**Andreae, Susanne:**
Altenpflege in Lernfeldern. Schnell finden – schnell lesen – schnell verstehen, Stuttgart, New York: Georg Thieme Verlag, 2008

**Bohnes, Heike, Bremer-Roth, Friederike u.a.:**
In guten Händen. Altenpflege Bd. 2; Berlin: Cornelsen Verlag, 2009

**BAG, Arbeitsgemeinschaft Freie Wohlfahrt, Bundesministerium für Soziales und Konsumentenschutz: Skriptum Personenbetreuung**
http://bag.braintrust.at/d30, November 2018

**Conradi, Elisabeth:** Take Care. Grundlagen einer Ethik der Achtsamkeit Frankfurt/Main: Campus Verlag, 2001

**Hiemetzberger, Martina:** Ethik in der Pflege; 2. überarbeitete Auflage, Wien: Facultas Verlags- und Buchhandels AG, 2016

**Hüther, Gerald:** Würde. Was uns stark macht – als Einzelne und als Gesellschaft, München: Albrecht Knaus Verlag, 2018

**Pieper, Annemarie:** Einführung in die Ethik
5. Auflage, Tübingen: A. Francke Verlag, 2003

# Schlusswort - Ausblicke

Als wir im Jahr 2000 den Pflegedienst ISL bei den einzelnen Landesregierungen angemeldet haben, wurde uns oft sehr eindringlich erklärt, dass es für die 24-Stunden-Betreuung keinen Bedarf gäbe. Wir sollten es uns doch noch einmal gut überlegen, ob dieses Vorhaben überhaupt eine Zukunft hätte, so eine der Aussagen. Es gab die Heime, die mobile Pflege – man fühlte sich bestens aufgestellt. Inzwischen hat sich viel verändert. Die Personenbetreuung ist dabei, sich als wichtige Säule im gesamten Pflege- und Betreuungssystem zu etablieren und ihren Platz in der Gesellschaft zu finden.

PersonenbetreuerInnen wird man nicht gerecht, wenn man ihre Arbeit mit jener von Heimhilfen vergleicht. Allein die Tatsache, dass sie rund um die Uhr anwesend sind, unterscheidet sie maßgeblich von allen anderen Berufsgruppen im sozialen Bereich. Durch die Beziehung und Vertrautheit, die mit den betreuten Personen entsteht, erfüllen sie auch die Rolle von BegleiterInnen von Menschen, die auf die Hilfe anderer angewiesen sind, und die mit dieser Situation erst einmal zurechtkommen müssen.

Es ist an der Zeit, die Personenbetreuung als ein eigenes Berufsbild zu etablieren, und einheitliche Standards, bezogen auf das Wissen und Können dieser Berufsgruppe, zu definieren. Dies wäre ein wichtiger Schritt für die Qualitätssicherung in diesem Bereich.

Wir unterstützen den Gedanken, wie er in Fachkreisen auch schon angedacht wurde, dass PersonenbetreuerInnen in Österreich vor einer Kommission eine Prüfung ablegen sollten, bevor sie hier tätig werden. In Form von Vorbereitungskursen könnten sich die Agenturen und Herkunftsländer aktiv einbringen. Zuerst müsste jedoch definiert werden, was der Inhalt dieser Prüfung sein soll. Wir würden uns freuen, wenn wir mit dem vorliegenden Handbuch unseren Beitrag dazu leisten können!

# Verwendete und weiterführende Literatur

## In alphabetischer Reihenfolge

## Verwendete und weiterführende Literatur


**Andreae, Susanne:**
Altenpflege in Lernfeldern. Schnell finden – schnell lesen – schnell verstehen
Stuttgart, New York: Georg Thieme Verlag, 2008

**BAG, Arbeitsgemeinschaft Freie Wohlfahrt, Bundesministerium für Soziales und Konsumentenschutz:**
Skriptum Personenbetreuung, http://bag.braintrust.at/d30, November 2018

**Bauer, Joachim:**
Prinzip Menschlichkeit. Warum wir von Natur aus kooperieren
8. Auflage, München: Wilhelm Heyne Verlag, 2008

**Bauer, Rüdiger:**
Beziehungspflege. Kongruente Beziehungsarbeit für Pflege-, Sozial- und Gesundheitsberufe
3. vollständige überarbeitete und erweiterte Auflage, Bern: Hogrefe Verlag, 2018

**Bohnes, Heike, Bremer-Roth, Friederike u.a.:**
In guten Händen. Altenpflege Bd. 2
Berlin: Cornelsen Verlag, 2009

**Burger, Hubert:**
Kommunikation und Gesprächsführung in der Seniorenarbeit
Hagen: Brigitte Kunz Verlag, 1988

**Conradi, Elisabeth:**
Take Care. Grundlagen einer Ethik der Achtsamkeit
Frankfurt/Main: Campus Verlag, 2001

**Dahmer, Hella und Jürgen:**
Gesprächsführung. Eine praktische Anleitung
3. unveränderte Auflage, Stuttgart: Georg Thieme Verlag, 1992

**Erikson, Homburger Erik:**
Phasen der psychosozialen Entwicklung
https://arbeitsblaetter.stangl-taller.at/PSYCHOLOGIEENTWICKLUNG/EntwicklungErikson.shtml, November 2018

# Verwendete und weiterführende Literatur


**Feil, Naomi, de Klerk-Rubin, Vicki:**
Validation. Ein Weg zum Verständnis verwirrter alter Menschen
11. Auflage, München: Ernst Reinhardt Verlag, 2017

**Fraberger Georg & Roland Raske:**
Ich verstehe dich. Endlich Klarheit in der Kommunikation
Wien: Carl Ueberreuther Verlag, 2016

**Gerhart, Rosemarie, Haase, Brigitte u.a.:**
Altenpflege Konkret. Gesundheits- und Krankheitslehre
3. Auflage, München: Urban und Fischer, September 2008

**Goleman, Daniel:**
Emotionale Intelligenz
München: Carl Hanser Verlag, 1996

**Goleman, Daniel:**
Soziale Intelligenz. Wer auf andere zugehen kann, hat mehr vom Leben
München: Droemer Verlag, 2006

**Gordon, Thomas:**
Gute Beziehungen – Wie sie entstehen und stärker werden.
Wirksame Konfliktbewältigung in Familie und Beruf
Stuttgart: Klett-Cotta Verlag, 2013

**Grond, Erich:**
Altenpflege als Beziehungs- oder Bezugspersonenpflege.
Ein interaktionelles Pflegekonzept
2. überarbeitete Auflage, Hagen: Brigitte Kunz Verlag, 2000

**Hiemetzberger, Martina:**
Ethik in der Pflege
2. überarbeitete Auflage, Wien: Facultas Verlags- und Buchhandels AG, 2016

**Hüther, Gerald:**
Würde. Was uns stark macht – als Einzelne und als Gesellschaft
München: Albrecht Knaus Verlag, 2018

## Verwendete und weiterführende Literatur


**ISL Akademie NÖ, Aus-, Fort- und Weiterbildung im Gesundheits-, Krankenpflege- und Sozialbetreuungsbereich:**
Pflege und Betreuung, Lehrskriptum für Heimhilfeausbildung und Unterstützung in der Basisversorgung
3. Auflage, St. Pölten: Eigenverlag, 2018

**Jedelsky, E. (Hg.):**
Heimhilfe. Praxisleitfaden für die mobile Betreuung zuhause
4. Auflage, Berlin, Heidelberg: Springer Verlag, 2006

**Kandioler, Romana, Kuderna, Heinz, u.a.:**
Erste Hilfe. Ein Lehrbuch für Pflege- und Gesundheitsberufe
2. überarbeitete und ergänzte Auflage, Wien: Facultas Verlags- und Buchhandels AG, 2014

**Kellnhauser E. et all:**
THIEMEs Pflege
11. Auflage, Stuttgart, New York: Georg Thieme Verlag, 2009

**Köther, I., Gnamm, E.:**
Altenpflege in Ausbildung und Praxis
4. Auflage, Stuttgart, New York: Georg Thieme Verlag, 2000

**Menche, Nicole:**
Pflege Heute
5. Auflage, München: Urban Fischer Verlag, 2011

**Newberg, Andrew, Waldmann, Robert:**
Die Kraft der Mitfühlenden Kommunikation. Wie Worte unser Leben ändern können
München: Kailash Verlag, 2013

**Peplau, E. Hildegard:**
Zwischenmenschliche Beziehung in der Pflege. Ausgewählte Werke
2. Auflage, Bern: Verlag Hans Huber, 2009

**Pieper, Annemarie:**
Einführung in die Ethik
5. Auflage, Tübingen: A. Francke Verlag, 2003

**Rogers, Carl:**
Die klientenzentrierte Gesprächspsychotherapie. Client-Centered Therapy
Frankfurt am Main: Fischer Taschenbuch Verlag, 2012

**Samariterbund Österreich:**
Erste Hilfe. Handlungsleitlinien und Verhalten für den Notfall
1. Auflage, Wien: FVH Forum Verlag Herkert GmbH, 2008

**Schachtschabel, D. O.:**
Humanbiologie des Alterns, In: Kruse, A./Martin, M. (Hg): Enzyklopädie der Gerontologie. Alternsprozesse in multidisziplinärer Sicht
Bern: Huber, 2004

**Schäffler, A., Menche, N.:**
Pflege heute
München, Jena: Urban & Fischer, 2000

**Schön/Sperlich/Neumann/Somlyay:**
Betreuung daheim. Schritt für Schritt zur legalen Pflege
2. Auflage, Wien: Manz´sche Verlags- und Universitätsbuchhandlung GmbH, 2014

**Weicht Bernhard, Österle August (Hg.):**
Im Ausland zu Hause pflegen. Die Beschäftigung von MigrantInnen in der 24-Stunden-Betreuung
Wien: LIT Verlag, 2016

**Wurlitzer, G.:**
Altenpflege konkret. Gesundheits- und Krankheitslehre
München: Urban & Fischer, 1999

# Verwendete und weiterführende Literatur

*ONLINE-QUELLEN*


https://www.broschuerenservice.sozialministerium.at/Home/Download?publicationId=277
November 2018

http://www.thieme.de

https://de.wikipedia.org/wiki/Asthma_bronchiale

https://www.netdoktor.at/krankheit/khk-7981
November 2018

https://www.gesundheit.gv.at/krankheiten/stoffwechsel/diabetes/was-ist-das
Dezember 2018

https://www.altenpflegeschueler.de/pflege/notfallsituationen-in-der-pflege/
November 2018

http://www.heartcom.de/erste-hilfe-fuer-pflegekraefte/ – November 2018

https://www.netdoktor.at/gesundheit/gesunde-ernaehrung/ernaehrungimalter
November 2018

https://www.pflege.de/leben-im-alter/ernaehrung/
November 2018

https://www.gesundheit.gv.at/krankheiten/herz-kreislauf/erkrankungen/ursachen
November 2018

# Weitere Hinweise: Finanzielle Unterstützung

Stand Jänner 2019

# Weitere Hinweise: Finanzielle Unterstützung

## Stand: Jänner 2019

| Pflegegeld monatlich | | Unterstützung für pflegende Angehörige* | |
|---|---|---|---|
| Pflegestufe 1 | 157,30 € | Pflegestufe 1 | |
| Pflegestufe 2 | 290,00 € | Pflegestufe 2 | |
| Pflegestufe 3 | 451,80 € | Pflegestufe 3 | 1.200,00 € pro Jahr |
| Pflegestufe 4 | 677,60 € | Pflegestufe 4 | 1.400,00 € pro Jahr |
| Pflegestufe 5 | 920,30 € | Pflegestufe 5 | 1.600,00 € pro Jahr |
| Pflegestufe 6 | 1.285,20 € | Pflegestufe 6 | 2.000,00 € pro Jahr |
| Pflegestufe 7 | 1.688,90 € | Pflegestufe 7 | 2.200,00 € pro Jahr |

*** Unterstützung für pflegende Angehörige:**

- Voraussetzung: die überwiegend pflegende Person – seit mindestens einem Jahr
- Das monatliche Netto-Gesamteinkommen der pflegenden Person darf folgende Beträge nicht übersteigen:
  EUR 2.000,00 bei Pflegegeldstufe 1 bis 5
  EUR 2.500,00 bei Pflegegeldstufe 6 bis 7
- Förderbar ist eine Ersatzpflege von mindestens einer Woche, maximal 28 Tage.
- Bei einer demenziellen Erkrankung der betreuten Person und bei der Pflege eines minderjährigen Angehörigen gibt es eine höhere finanzielle Unterstützung; in diesen Fällen auch bei Pflegestufe 1 und 2 (1.500,00 €).
- Die Unterstützung wird zusätzlich zum Pflegegeld gewährt.

**Förderung für die 24-Stunden-Betreuung:**

- Die Unterstützung wird zusätzlich zum Pflegegeld gewährt.
- ab Pflegestufe 3
- Das monatliche Nettoeinkommen der betreuten Person darf 2.500,00 € nicht übersteigen.
- Höhe: 275,00 € monatlich, wenn eine Betreuungskraft zum Einsatz kommt;
  550,00 € monatlich, wenn zwei Betreuungskräfte zum Einsatz kommen

**Quellen:**

https://www.help.gv.at/Portal.Node/hlpd/public/content/36/Seite.360510.html

https://www.sozialministeriumservice.at/site/Finanzielles/Pflegeunterstuetzungen/Pflegende_Angehoerige/

https://www.sozialministeriumservice.at/site/Finanzielles/Pflegeunterstuetzungen/24_Stunden_Betreuung/

# Impressum

**Herausgeber:**
**Pflegedienst ISL**
**gemeinnützige GmbH**
Dr. Karl Renner Straße 22
A-9900 Lienz
Tel.: +43-4852-71486
Mail: isl@pflege-rundum.at
Web: www.pflege-rundum.at

**Produktion:**
**Journal Verlag GmbH**
Amlacher Straße 12
A-9900 Lienz
Tel.: +43-4852-61114
Fax: +43-4852-61114-22
Mail: redaktion@journalverlag.com
Web: www.journalverlag.com


**ISBN-Nr.** 978-3-902128-29-4



**Lektorat:** Petra Defregger

**Cover:** Gisela Klammsteiner